我是 **過敏專科醫生**
也是 **過敏兒媽媽**

의사 엄마의 아토피 수업 :
내 아이를 괴롭히는 아토피에서 벗어나기

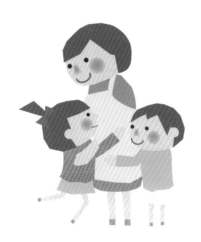

閔雅琳————著

顏崇安————譯

推薦序

引起媽媽們
共鳴的一本書

KBS 主播／李庭旻

　　孩子不舒服，父母們更是心痛。我的孩子也受過敏所苦。與同事閒聊，發現有過敏症狀的孩子非常多。醫院短短的診療時間總是感覺不太夠，四處尋找關於過敏的資訊卻都是廣告，不知道哪些該相信，哪些內容是有益的。心想著要是有一本關於過敏的書就好了，接著就看到《我是過敏專科醫生，也是過敏兒媽媽》出版，真的很高興。

　　一拿到這本書，我十分驚訝。醫生怎麼有辦法，在育兒、工作同時進行之下，還能抽出時間寫書。但翻開這本書後，我就知道原因了，明白她為什麼要寫這本書了。這本書裡的每一頁，都是身為三個孩子的媽媽（而不是醫生），為了孩子的過敏問題而苦惱、思考後的痕跡。

　　不經意地從前言讀下來，突然感到一陣哽咽。原來不只有我是這樣啊！令人深感共鳴的敘述與安慰的話語，讓人瞬間眼眶都紅了。

　　本書的內容，想必能引起所有養育孩子的媽媽們的共鳴。書裡在提到較困難的醫學知識時，用較簡單的口吻書寫，就像在診療室裡醫生慢慢地說明一樣，令人感受到醫生媽媽的溫暖與感性。考慮到讀者，內容像散文很容易就能消化，還注重了情緒上的安慰，對於養育孩子的我來說，是十分珍貴的書，也是一本適合放在手邊，需要時就拿來看的書。身為媽媽，我非常感謝寫下本書的作者，讓我能夠讀到這樣感動人心又對育兒有幫助的書。

自序

異位性皮膚炎
是我一生的課題

　　身為醫生的同時，我還是個正因孩子的異位性皮膚炎症狀而受苦的母親。

　　在成為醫生之前，我是個從小就因異位性皮膚炎而受苦的女學生。在婚後的現在，則是個因孩子異位性皮膚炎而煩惱的母親。看著每到深夜，因身體發癢而東抓西抓無法入睡的孩子，身為母親的心都要碎了。

　　在我還是國中生時，脖子後方長了溼疹。一邊要在意別人的眼光，一邊偷偷地抓癢、摳掉結痂，在那樣心思敏感的青春期，少女在內心獨自感到受傷。耳下三公分的短髮髮梢碰到皮膚的那種刺痛、不舒服，曾讓我埋怨為什麼這種症狀只發生在我身上。在即將度過青春期邁入高中生活之際，我的皮膚溼疹好轉，然而過敏性鼻炎卻找上我了。

　　即使到了成年後，過敏的情形也沒有好轉。一到晚上就會全身發癢，抓癢抓到全身紅腫、凹凸不平。也因此，抗組織胺藥劑曾是我的常備藥品。

　　我開始關注異位性皮膚炎問題的契機，是那遺傳到我

孩子身上，如枷鎖般的苦痛。在孕期當中，我不斷地祈禱這樣的苦痛能留在我身上就好。

　　如天使般可愛的第一個孩子來臨，到了快滿周歲，要拍周歲寫真的時候，出現了異位性皮膚炎的症狀，得知狀況的我心都涼了。偏偏在要替孩子留下美麗照片的時候，孩子潔白的臉上出現了異位性皮膚炎。雖然趕緊抹了類固醇藥膏，但是皮膚狀況沒有明顯緩解，孩子的周歲寫真上留下了紅色的痕跡。

　　從那時開始，克服異位性皮膚炎成了我的宿命。成為母親後才知道，身為一個母親，沒有任何的痛苦比得上看著孩子痛苦。我的孩子臉上出現了異位性皮膚炎，且沒有好轉的跡象，使我重新審思異位性皮膚炎的成因。一邊養著我的第一個孩子，一邊再次深入了解異位性皮膚炎，學習從父母以及孩子的角度，該怎麼去面對這樣的病。對於醫生這樣的角色來說，也是一件浩大的學習工程。

　　第二個孩子在出生四個月後出現異位性皮膚炎。我的心情又像是掀起了滔天巨浪。當時的我因為在醫院上班，不方便餵母乳的日子，總會混合配方奶粉餵孩子喝。餵配方奶粉時，孩子的皮膚炎症狀明顯變得嚴重。當我餵更多的母乳，不餵配方奶粉後，孩子的皮膚狀況就穩定下來。原本十分擔心，對奶粉過敏的情況會不會進一步變成對牛奶過敏，幸好在孩子約十八個月大時，喝了牛奶後沒有出現過敏反應。還記得當時自己鬆了好大一口氣。然而，最小的孩子依舊逃不過異位性皮膚炎的命運。在出生後約三個月，有次我被孩子的哭聲嚇到，抱起孩子時，發現在那小小的身軀上出現了皮膚炎，我的心情又再次盪到谷底。

　　異位性皮膚炎是我一生的課題。雖然身為醫生，但在心情焦急的時刻，也與一般的母親沒有兩樣，不管什麼方法都想找來試試看。因為身為母親，為了減輕孩子的痛苦，不論什麼都想替他做。在各大網站搜尋資料時，我驚訝於那些執著於未經證實的治療方法的父母。由於，異位性皮膚炎的患者多，也正因為如此，利用父母不安的心情作為賺錢手段的例子不勝枚舉。那些廣告危言聳聽，如果不使用他們的產品，異位性皮膚炎就會困擾一輩子。看著螢幕上的那些資訊，連身為醫生的我都會感到害怕，若是沒有醫學知識的父母們，心裡又該有多麼的害怕、不安與徬徨？錯誤的醫學資訊，可能會為孩子的健康帶來致命的危險。

　　利用空閒時間尋找、收集資料的我，突然有了這樣的想法——幫助大眾正確地了解異位性皮膚炎並接受治療，是身為患有異位性皮膚炎孩子的母親、醫生的我必須要做的事。

　　比起一律不使用類固醇的消極治療，父母們先入為主地認為異位性皮膚炎是無法根治的不治之症，才是更嚴重的問題。造成異位性皮膚炎的原因非常多樣化，可能是居住環境、飲食習慣、生活習慣，這些都需要長時間且全面性地分析，然而實際上在醫院裡，因為時間有限，很難進行詳細地診療。也正因如此，徬徨的父母們開始帶孩子到不同的醫院看病。像在「逛醫院」一樣，不安的心態導致有人推薦的醫院都要去看看。醫生在不清楚病人在先前的醫院接受了什麼治療、詳細病程的情況下，也可能造成重複處方，導致類固醇濫用。

　　我從孩子的生活圈為中心去觀察，探討出現異位性皮

膚炎的原因。以醫學知識為基礎，本書努力以一般父母能夠輕易理解的方式寫作，分享育有過敏兒的醫生媽媽專屬之對付過敏方法。

孩子痛苦，母親也會痛苦。母親不痛苦，孩子才會幸福。如果您過去因為異位性皮膚炎，心裡的負擔十分沉重，我想告訴您，透過這本書能夠稍微減輕您的負擔。

異位性皮膚炎會好轉的，一旦抱持著希望，就能打從心底感到喜悅。

「孩子的肌膚，會再次迎來春天的」。我希望這本書，能夠讓所有母親們的臉上展開笑顏。

目錄 CONTENTS

Chapter 1　要正確了解過敏，才能控制它

Chapter 2　異位性皮膚炎診斷檢查

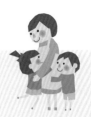

Chapter 6　比治療更重要的是護理

Chapter 7　健康機能食品

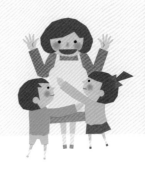

前言

爸爸媽媽們
一起加油吧！

1｜媽媽也是第一次當媽媽

「叮鈴鈴～！」

鬧鐘響了。孩子一整晚翻來覆去、東抓西抓。我大聲對孩子吼，制止他要他別再抓了。那該有多癢、多不舒服呢。看著因為被媽媽罵而委屈哭泣的孩子，心裡感到慚愧而抱緊孩子一起哭。想到昨晚的情況，心裡還是會感到刺痛。兩人都沒有睡好，揉著發紅的眼睛一邊起身，身體彷彿有千斤重。拿出類固醇（steroid）藥膏想替孩子臉上紅腫的痕跡擦藥，卻突然想起表姊曾說過絕對不能使用類固醇。因為害怕而沒有替孩子擦藥，但孩子的情況卻愈來愈糟，不知道到底該怎麼辦才好。類固醇真的很不好嗎？

—— 育有三歲女兒的媽媽

　　聽說家裡的**蟎蟲**是引起鼻炎、氣喘、異位性皮膚炎等過敏疾病的重要因素，所以我今天依舊拿著棉被去曬太陽。同時，我也陷入了苦惱之中。到底是從哪裡開始出錯了呢？是還不知道懷孕時喝下的酒嗎？是平常特別愛吃辣的飲食習慣造成的嗎？

　　還是在懷孕期間因忙碌而隨意吃下的速食？其他人的小孩都很正常，為什麼只有我的孩子這樣呢？看著孩子的身體感到非常地抱歉，覺得好像都是我的錯。不知道到底該怎麼做才好，雖然有許許多多的相關資訊，但是各有各的說法，且我不太相信民俗療法。就算去醫院，診療時間往往太短，感覺沒有充分地解答到問題。

—— 育有七歲女兒的媽媽

　　每次聽到有對異位性皮膚炎很有效的乳液時，我就會趕緊購入使用，但別說效果了，還因為換了乳液而讓症狀變嚴重。又聽人說，牛奶、肉類、麵粉是造成過敏的原因，所以試著不讓孩子吃喜歡的食物。看著孩子想吃卻不能吃很痛苦，但症狀並沒有好轉。又聽說可以去做過敏原檢測，到了醫院，孩子從在門口就因害怕開始哭泣，一番折騰後好不容易進去了。要從孩子那瘦小的手臂抽血，心裡感覺很不好。我真的很想知道要怎麼對付異位性皮膚炎。常常覺得自己是個不及格的媽媽，對孩子感到抱歉。

—— 育有四歲兒子的媽媽

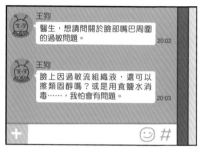

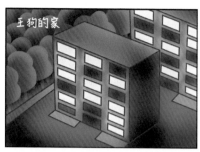

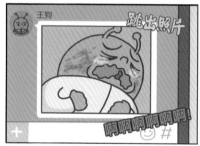

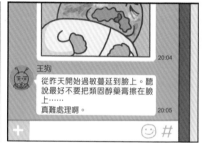

　　每次聽著來到醫院的媽媽們訴苦，我總是自然而然地安慰他們。因為身為育有過敏兒的母親，這些對話內容與我十分有共鳴。我總是安慰他們，不要過於自責，我們都是第一次養育孩子的新手媽媽。媽媽們一定要加油，媽媽的身體與心靈都要健康，孩子才會健康。

　　患有異位性皮膚炎，往往會因為意識到周遭人眼光，讓孩子皮膚下的自尊心也受到傷害。大部分的人們雖然只將異位性皮膚炎視為一種皮膚疾病，然而這樣的病卻會在處於成長期的孩子身體及心靈留下深刻的傷痕。再加上情況沒有好轉，症狀反覆出現，不只是患病的孩子，連媽媽都會感到心痛。

　　但是不要太擔心了，人們說沒有特效藥的異位性皮膚炎，是絕對可以好起來的。

　　讓孩子的肌膚再次迎來春天，使媽媽再次漾起春日陽光般的微笑，現在開始，一起來一點一滴地了解，異位性皮膚炎的預防與控制方法。

2 │ 如雪花般的孩子，得了異位性皮膚炎

　　二〇一〇年冬天，如雪花般雪白的美麗孩子出生了。雖然大家都說，孩子的父母都是醫生，什麼都不用擔心了，但是沒有任何一對父母，是從一開始就知道要怎麼養育孩子的。經過許多個淺眠的夜晚我才知道，擁有醫學知識，對於實際育兒並沒有太大的幫助。我與所有的父母們一樣，只不過是個新手媽媽。

　　如今回想起來，當時真的非常生疏。生產完還住在婦產科病房時，連孩子大了便也像出了大事，急急忙忙送去新生兒室，將孩子託給他們。還記得出院那一天，因為不會換尿布而急得跺腳。失去理性、不客觀的不只是我，還有老公。生產時因為羊水先破了，必須要替孩子抽血檢查是否感染。過去那個熟練地幫忙其他醫生找血管，或是為不到七百公克的早產兒抽血的老公，在面對健康、體重超過三公斤、血管也很好找的女兒時，卻是顫抖著手，不知道該怎麼辦。

　　我與老公都有過敏。這種情況下，孩子有過敏疾病的機率非常之高。

　　當時的我只知道，餵母乳對於預防過敏有效，所以努力地想餵孩子喝母乳，但是我的奶水不多，為此十分辛苦。醫學院出身的我連熬夜好幾天也能好好地撐過，然而餵母乳對我來說，卻是又痛又辛苦的過程。

　　當了媽媽以後，才開始懂了病患的心。看到自己的孩子受苦，才了解到過去那些來到診療室的媽媽們所說的話，發自內心感受到他們的心情有多焦急。餵母乳這件事，並不是努力就能達成。我與醫院裡專門負責的母乳諮詢醫生一起，試著改變姿勢，直到快天亮了才好不容易達到了標準量。身為醫生最了解的就是病，所以只要孩子一哭，就開始擔心是不是在書裡看過的疾病、研討會上看到的案例，大驚小怪地什麼都擔心。我想起了在那些疲憊的夜晚，因為孩子哭而趕來急診室的媽媽們。我很抱歉，當時的我因為身體疲憊而沒能表現地更溫暖。

　　連身為醫生的我都對餵母乳感到厭煩，開始上網逛起了媽媽們的育兒社團，尋找資料。這也成為了我轉換想法的契機，原來育兒靠的不是知識而是經驗。

　　像是其他的孩子長得很快，我的孩子怎麼比較慢這種疑問，在我身上也不例外。我在成為媽媽後的第一年，感覺時間過得十分緩慢。孩子只能躺著必須一直抱他的時候，心想要是他能自己抬頭就好了；等到孩子能抬頭了，又想如果他能自己坐起來就更好了。

　　等到孩子能坐起來後，又想如果他能快點用雙腳走路就好了。終於等到孩子能自己站起來的時候，為了留下漂亮的周歲寫真，到育兒展去比較各家的嬰兒攝影，選擇滿意的預約拍攝。想到能拍攝出像在育兒展裡看到的照片，

心裡還止不住地興奮。

　　在準備拍攝周歲寫真的前兩天，孩子的臉上出現了紅疹。幸好並不是很嚴重，但看著孩子如牛奶般白皙的臉上出現了異位性皮膚炎症狀，我感到十分地傷心。甚至覺得自己在值班時，為了餵母乳帶著擠奶器、奶瓶消毒鍋的努力，都化為了泡沫。

　　我趕緊找出類固醇藥膏替孩子抹上。我想起學生時期多次學到關於類固醇的副作用，因此有些謹慎。我安慰自己，只用了需要的量沒問題的。即使抹了藥，皮膚要恢復仍需要時間，最終孩子也只能以紅臉的狀態去拍攝。還好攝影公司將照片修圖，成果還是很美，但孩子臉上的紅色痕跡卻無法輕易消失。一開始以為是食物造成，試著把近期給孩子的食物換掉，卻也沒有好轉。

　　我突然想起最近還換了沐浴乳與乳液。從孩子出生後就一直使用同一款，這是評價顯示對孩子皮膚比較安全的乳液。但乳液用完後就在賣場隨便買了一款來使用。換回以前使用的乳液之後，皮膚馬上就變好了。在這之後，每次去旅行，我不再帶那些方便攜帶的試用包，而是那一款乳液。我發現只要注意保溼，狀況就會比較好。這讓我領悟到，異位性皮膚炎不僅僅是從皮膚上的發炎狀況去看，而是要全面觀察孩子的生活情況再下診斷。

　　差不多在那個時候，我被派往濟州島三個月。我沒有辦法與孩子分開三個月，因此在濟州島租了一個小屋，帶著孩子一起去。一抵達就發現，屋子裡到處都有黴菌。黴菌對異位性皮膚炎不好，果然才待了幾天，皮膚就開始變紅了。回想起在那三個月裡，為了消除黴菌，天天忙著

讓屋內通風的回憶。只要注意保持空氣流通，皮膚就會回復。這個經驗讓我體認到，異位性皮膚炎不是只靠藥物就能好轉的疾病。

3 | 當了媽媽後，才意識到過敏

二〇一三年春天，我們又再度迎來了一位可愛動人的天使。迎接第二個孩子的我們，不像第一個孩子時焦躁、生疏，變得比較游刃有餘。但是夾在嫉妒新生兒的老大與新生兒之間，媽媽要維持平衡並不容易。偶爾也會有到了該餵老二母乳，懷裡卻抱著老大，所以只好先餵配方奶粉的時候。雖然我的工作時間縮短，但要費心照顧的孩子變成了兩個，壓力非常地沉重。生完第一胎後，我還為了好好調養，不提重物，十分愛惜身體。生完第二胎後才十天，我就得帶著賴皮鬼老大去散步。但不知道為什麼，老大只要一到外面就特別好睡，往往我得抱、或背著已經十三公斤的孩子回家。

在第二胎出生後約四個月，不速之客——異位性皮膚炎找上門來了。跟老大不一樣，我沒有注意到什麼外在環境上的問題。我仔細思考，原因到底是什麼。以觀察孩子的生活型態，以小時為單位一一檢視、分析，發現在餵配方奶粉的日子裡，過敏症狀特別嚴重。我從孩子剛出生時就開始餵配方奶粉，所以先前不曾特別注意。其實新生兒時期，比較不容易有食物過敏的現象。

過敏反應大多是在出生後一百天左右會出現。一開始所吃的食物，身體在歷經一陣子的觀察後，判斷是需要攻

擊的物質，因而出現反應。孩子身體裡判斷是好或壞的機制，相較於成人，運作地較緩慢，所以不能因為過去所吃的食物沒有問題，就覺得安全而掉以輕心。

生第二胎後，我的工作時間縮短了。加上通勤時間，一天約有五小時不在家。因為工作縮短至四小時的緣故，中途如果要擠母乳，時間上比較不方便。但是這中間孩子一定得喝一次奶。雖然偶爾還是會擠母乳，但時間不方便的時候就只好餵配方奶粉，而在喝配方奶粉的日子，過敏的症狀加重。半夜餵母乳時，孩子通常只喝一邊後就睡著，所以我利用時間，同時擠另一側的母乳，留給孩子隔天我不在時喝。雖然要在半夜起床、擠母乳很辛苦，但看著孩子因為異位性皮膚炎而發紅的臉蛋，媽媽再辛苦也會努力。就在完全轉換為餵母乳後，孩子的皮膚也恢復以往明亮的模樣了。

二○一六年春天，像隻小兔子般的可愛老么出生了。我本來就很喜歡孩子，在結婚前就想著要有三個小孩。但真的當上兩個孩子的媽媽後，才體會到要維持生活的平衡很不容易。所以老三，是我們考慮了很久後才生下的孩子。

在生下老三後，先前就曾擔心過老二會嫉妒，這件事也確實無法避免。不過，老大卻對待老么十分大方、照顧。家裡像是變得兩倍吵鬧、四倍亂。

討人厭的異位性皮膚炎，也開始出現在老三身上了。我想大概也是因為沒辦法餵母乳的日子裡，餵了配方奶粉的緣故。但是同時要顧及工作、育兒，還要擠出足夠的母乳，體力上並不容易。在這段期間，剛好在研討會上聽到

關於過敏的演講。內容提到，建議使用低致敏的配方奶粉——HA 配方奶粉。明明就是我本來就知道的知識，為什麼沒想過給孩子喝 HA 配方奶粉呢！在這之後把配方奶粉換成了 HA 配方奶粉，孩子的狀況就比先前好了。

　　我們夫妻兩人都是醫生，但在我們的孩子出現異位性皮膚炎症狀時，我們也沒有辦法馬上找到原因。當然，因為是自己的孩子，有時候反而會失去理性、不客觀，常常驚慌失措。除了這點以外，主要是造成過敏的原因非常多種，若沒有一項一項檢視孩子的生活型態，很難找到根本原因。醫院診療與處方，有助於緩解症狀。但是為了徹底治療，還必須全面觀察、追蹤生活狀況，努力找到引起過敏的真正原因。

Chapter 1

要正確了解過敏，
才能控制它

異位性皮膚炎，
並不是做了什麼就能夠完全根治的病。
若好好照顧的確是會好轉，
但可能因為壓力、環境、年齡增長等因素再次復發。
更重要的是，多花心思在皮膚上，
好好地照顧。

醫生，
這是過敏嗎？

案例 CASE

　　出生六個月的羅琳來注射定期預防針。是個有著豐滿的臉頰，眼睛漂亮，笑得可愛的孩子。但是今天臉頰卻明顯地左一塊紅、右一塊紅。我用手輕輕地一碰，本來就十分擔心孩子皮膚的羅琳媽媽，開口問我：「醫生，這是過敏嗎？」接著她含糊地說：「聽人家說在滿周歲前，無法確定到底是不是過敏……」

　　因為孩子的皮膚問題而來到醫院的父母們，總是問我：「這是過敏嗎？還是胎熱呢？」。胎熱，是在《東醫寶鑑》中提到的概念，統稱滿周歲前孩子的陽性過敏性皮膚疾病。換句話說，孩子的皮膚只要有點問題，大多會被歸類在胎熱。胎熱是東洋醫學類別中的韓醫學名稱。

　　所謂的胎熱，包含了汗疹、過敏、口水疹。

　　我們來看看其他類似的用語。汗疹，是容易出汗的部位，汗排出不順導致皮膚變紅的疾病。尤其好發在肉比較多、接觸重疊的部分，衣服穿太多太熱時也會產生。

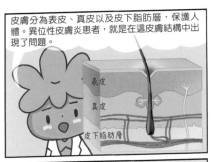

皮膚分為表皮、真皮以及皮下脂肪層，保護人體。異位性皮膚炎患者，就是在這皮膚結構中出現了問題。

表皮
真皮
皮下脂肪層

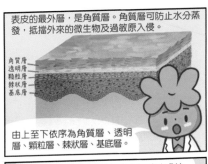

表皮的最外層，是角質層。角質層可防止水分蒸發，抵擋外來的微生物及過敏原入侵。

角質層
透明層
顆粒層
棘狀層
基底層

由上至下依序為角質層、透明層、顆粒層、棘狀層、基底層。

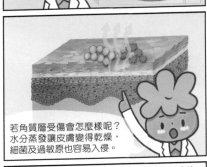

若角質層受傷會怎麼樣呢？水分蒸發皮膚變得乾燥，細菌及過敏原也容易入侵。

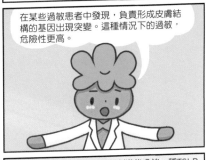

在某些過敏患者中發現，負責形成皮膚結構的基因出現突變。這種情況下的過敏，危險性更高。

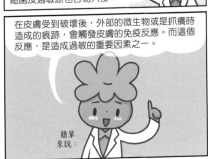

在皮膚受到破壞後，外部的微生物或是抓癢時造成的痕跡，會觸發皮膚的免疫反應。而這個反應，是造成過敏的重要因素之一。

簡單來說：

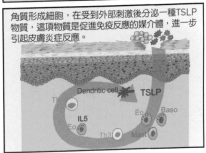

角質形成細胞，在受到外部刺激後分泌一種TSLP物質，這項物質是促進免疫反應的媒介體，進一步引起皮膚炎症反應。

Dendritic cell　TSLP
IL5
Eo　Baso
Eo
Th2　Mast

口水疹是孩子流很多口水，在嘴周圍形成的皮膚炎。可以視為因口水中的成分所造成的接觸性皮膚炎。若孩子開始吃副食品，也可能因副食品中的成分引起皮膚炎。

註 ✎ 汗疹：汗水無法順利排出，皮膚變紅的皮膚疾病。

✎ 口水疹：孩子流很多口水，在嘴周圍形成的皮膚炎。

接著我們來仔細了解異位性皮膚炎的概念。

異位性皮膚炎是過敏疾病的其中一種。代表性的過敏疾病有食物過敏、異位性皮膚炎、氣喘、過敏性鼻炎，往往會隨年齡增長而照順序出現。過敏疾病往往具有強烈的遺傳性，即使不是異位性皮膚炎，只要父母有任何一種過敏疾病，孩子也患有過敏疾病的可能性很高。換句話說，爸爸的鼻炎可能遺傳至孩子身上變成異位性皮膚炎。許多案例是小時候患有嚴重的異位性皮膚炎，長大就好了，但成人後持續患有異位性皮膚炎的案例也不少。異位性皮膚炎容易因環境上的因素復發，所以持續性地保養、環境維持很重要。

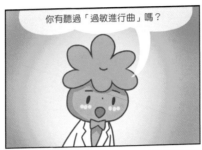

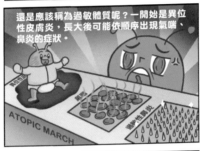

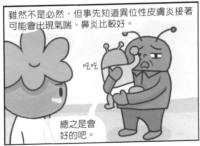

—— \ TIPS! / ——

正確了解過敏

　　我們的身體具有防禦從外部流入之不良物質的能力。當不良物質進入體內，身體會將其視為敵人攻擊。

　　在攻擊敵人的過程會出現如發燒、咳嗽、流鼻水、化膿等症狀。

　　為了澈底地攻擊進入體內的物質，必須區分到底是敵人還是隊友。有些敵人的情報是在媽媽肚子裡學習的，有些則是透過母乳得到，這稱為「新生兒免疫」。

　　出生後三個月，就必須開始自己區分敵人與隊友。從一開始就要清楚分辨敵人並不容易，所以會在敵人進入體內時，分不清楚是敵是友，錯過了攻擊時機，導致患病。預先告訴身體，進入體內的是敵人的東西，正是預防接種。透過預防接種，我們的身體可以預先學習到敵人的樣貌，所以當敵人出現，準備在我們體內壯大之前，身體就能立刻攻擊。

　　但是，偶爾也會有把隊友誤認為敵人的情況。舉例來說像是雞蛋，當第一次進入體內時，身體就會開始警戒，不確定是什麼東西。大部分人的身體會將其判斷為沒有問題，所以可以吃雞蛋。但是有些人的身體，會將雞蛋標上敵人的記號。一旦被標上敵人記號，只要雞蛋一進入體內，身體就會開始攻擊。大部分不會在第一次吃某樣食物的那天出現過敏症狀，而是在吃過幾次後，才開始出現過敏反應，因為我們的身體需要時間來判斷是敵是友。當然，也有某些情況是在第一次吃下時，身體誤判為其他東西而立刻發動攻擊。這種時候，身體會馬上出現過敏反應。

> 過敏反應不只是皮膚起疹子，還有過敏性鼻炎、異位性皮膚炎、氣喘、藥物過敏、昆蟲過敏、食物過敏、過敏性接觸皮膚炎等形式。

聽說異位性皮膚炎
滿周歲後就會好轉？

　　一般患有異位性皮膚炎的孩子，大多在滿周歲前後情況好轉。食物過敏也是大約在周歲時好轉，因此與食物過敏相關的異位性皮膚炎症狀也一併改善。不是在滿周歲，接下來大部分就是在滿兩歲左右時好轉。但是有些孩子在滿兩歲後，異位性皮膚炎沒有好轉反而情況加重，那就可能是進入了慢性化的階段。

　　小孩子的異位性皮膚炎一般是皮膚發紅、粗糙不平，而更嚴重的情況則是流組織液。若是進入了慢性化的階段，就會以更乾燥的型態呈現，皮膚粗糙、角質變白剝落。長時間下來，皮膚也會逐漸變得厚、硬，還有色素沉澱。

　　沒仔細看會像是沒有洗乾淨，好像髒髒的。小時候多半出現在手肘或膝蓋的外側，隨著年齡增長則多出現在手肘或膝蓋的內側。嬰兒時期即使癢也無法抓，而到了這時期，開始能自己抓癢，皮膚狀況會變得更嚴重。搔癢的情況主要在晚上更嚴重，用充滿細菌的手指摳、抓脆弱的皮膚，容易造成感染。因此，很多會變成膿痂疹（impetigo）。

異位性皮膚炎的
診斷基準

　　明明是同一個孩子，在前一間醫院診斷為異位性皮膚炎，在另一間醫院卻說還沒有到異位性皮膚炎的階段。對於異位性皮膚炎的診斷基準，在每間醫院稍有不同的理由在於，至目前為止仍沒有明確的檢查基準。透過血液檢查測出的空腹血糖數值、糖化血紅素數值，能診斷是否為糖尿病；透過血壓計測量的血壓數值高低，能診斷是否為高血壓，但是異位性皮膚炎，並沒有一個明確的數值標準以供診斷。因此，異位性皮膚炎是透過前人訂定的幾項基準來診斷。

　　異位性皮膚炎的代表性症狀是搔癢。

　　每到晚上就會發癢，常抓癢的下場就是皮膚常有傷口。病變的模樣及分布具特徵性，隨年齡稍有不同。另外，是否伴隨著其他過敏性疾病，或是有無家族病史，都是重要的診斷基準，因為異位性皮膚炎是具強烈遺傳性的過敏疾病。異位性皮膚炎的診斷中，並沒有針對年齡的判斷基準。然而在滿周歲前發病的異位性皮膚炎病患中，有許多在一

歲過後自然痊癒的案例，所以有些情況下不會診斷為異位性皮膚炎，而是稱作「嬰兒溼疹」。

異位性皮膚炎的診斷基準，每個學會都稍有不同。雖然診斷的基準有很多套，但我在下頁整理了皮膚科學會於二〇〇六年公布的異位性皮膚炎診斷基準。診斷基準的組成為主要標準三種與次要標準十四種，在這之中，若符合兩種以上的主要標準、四種以上的次要標準時，一般會診斷為異位性皮膚炎。這是一份可以簡單診斷的項目表，我建議大家親自試試。

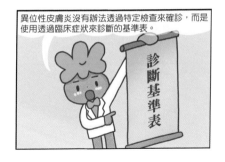

異位性皮膚炎沒有辦法透過特定檢查來確診，而是使用透過臨床症狀來診斷的基準表。

異位性皮膚炎診斷基準

三項主要標準

☐ 搔癢

☐ 典型的皮膚病變模樣與分布

- 未滿兩歲。臉部、身體、四肢關節的外側。
- 兩歲以上。臉部、脖子、四肢關節的內側。

☐ 孩子有其他的過敏症狀，或是家族中有患有過敏（或曾經患有）的親屬。

- 過敏疾病：食物過敏、氣喘、過敏性鼻炎、異位性皮膚炎。

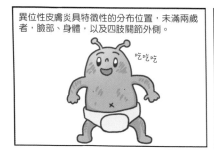

異位性皮膚炎具特徵性的分布位置，未滿兩歲者，臉部、身體，以及四肢關節外側。

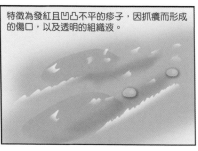

特徵為發紅且凹凸不平的疹子，因抓癢而形成的傷口，以及透明的組織液。

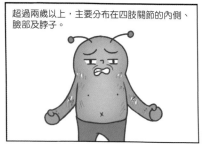

超過兩歲以上，主要分布在四肢關節的內側、臉部及脖子。

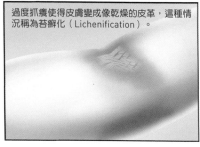

過度抓癢使得皮膚變成像乾燥的皮革，這種情況稱為苔癬化（Lichenification）。

十四項次要標準

☐ **皮膚乾燥症**：皮膚整體來說很乾燥。

☐ **白色糠疹**：臉上、脖子、身體上出現如同癬般的白色斑點。

☐ **臉色潮紅或是蒼白**：臉變得很紅或是很白。

☐ **眼部周圍出現溼疹或暗沉**：眼部周圍出現紅色且粗糙的溼疹，或是皮膚變得暗沉。

☐ **耳朵周圍出現溼疹**：耳朵周圍發紅且粗糙，或是耳朵下方撕裂、流血。

☐ **唇炎**：嘴唇周圍發炎。

☐ **非特異性手、足皮膚炎**：手、腳上出現非特定情形的皮膚炎。

☐ **頭皮屑**

☐ **毛孔角化症**：皮膚像起雞皮疙瘩一樣突起、粗糙不平。

☐ **出汗時搔癢症**：流汗後皮膚搔癢。

☐ **皮膚劃痕症**：用指甲輕劃皮膚後出現白痕。

☐ **即時型皮膚試驗陽性反應**：皮膚點刺測試有出現反應。

☐ **血液中IgE增加**：血液檢查IgE的數值高。

☐ **皮膚感染症**：容易感染膿痂疹、白斑病類的疾病。

請從上表所列項目中，檢視孩子符合的部分。

新生兒的
異位性皮膚炎

　　新生兒的皮膚容易粗糙、有角質。具有特定的模樣與分布的異位性皮膚炎，比較快的案例，在出生後一個月就會出現。一開始看起來像是黃色角質的脂漏性皮膚炎，然而到大約出生後一百天，異位性皮膚炎症狀就會開始明顯。滿兩周歲前的孩子，症狀大多出現在臉部。有某位教授曾說過，若孩子的臉部沒有症狀，就可以算是沒有異位性皮膚炎，代表孩子的異位性皮膚炎大多出現在臉部。大部分是在雙頰出現像腮紅一般又紅又圓的區塊。韓國的孩子，在耳朵附近也常出現症狀。在我的診療經驗中，有部分的孩子是耳朵下方流組織液，或是撕裂傷流下血痂。

　　除了臉部、耳朵之外，也可能出現在其他身體部位。

　　但是孩子的情況，會出現在比較特定的部位，像是手肘的外側、膝蓋外側。與年齡較大的孩子、成人多好發在四肢關節內側不同。

　　也可能會出現在嘴巴周圍，隨著開始長牙齒，流口水，口水與副食品沾染在嘴巴周圍，容易造成接觸性皮膚炎，

而且口水中有很多細菌。孩子的皮膚很脆弱，所以如果持續地受到刺激，就會造成皮膚炎。很小的孩子即使癢也無法抓，所以會哭鬧。搔癢的症狀在晚上會更嚴重，尤其在睡覺時間，所以無法熟睡且常醒來。

　　這個時期孩子們的異位性皮膚炎，與飲食息息相關。我的第二、第三個孩子也是這樣。一般在出生後三個月開始，最先出現配方奶粉過敏。所以在嬰兒期就有異位性皮膚炎的孩子，我會建議父母換成低致敏的 HA 配方奶粉。有些父母會有疑問，從剛出生就餵孩子配方奶粉，都沒有出現問題，一定要換成低致敏的配方奶粉嗎？

　　食物過敏並不會在一吃下肚就出現反應。一開始身體會毫無疑問地接受，但從某個時刻開始，身體會開始感到疑惑，判斷該食物為不好的物質。從那時開始，才會引發過敏反應。這段過程稱為「致敏」。

　　正因為如此，即使配方奶粉是導致過敏的原因，在一開始也沒有出現過敏反應。在出現過敏反應後，才更換配方奶粉，亦可以看到過敏症狀減緩、好轉。有些家長因為擔心孩子對配方奶粉過敏，而選擇豆類配方奶粉、配方羊奶粉。但是，一般的配方奶粉，在提供孩子充足營養這部分，組成成分相較之下較為優秀。而且對配方奶粉過敏的孩子中，也有些對豆類配方奶粉、配方羊奶粉過敏的案例。總之，如果懷疑孩子是對配方奶粉過敏，建議使用將蛋白質水解，減少過敏產生的低致敏配方奶粉，不過最好的當然還是母乳了。關於母乳與配方奶粉，我將在接下來的篇章仔細說明。

新生兒的
頭皮脂漏性皮膚炎

　　有些人看到新生兒皮膚上的黃色結痂可能會很驚訝。這叫做新生兒脂漏性皮膚炎。在孩子剛出生後，因為受到來自媽媽的荷爾蒙影響，導致皮脂過度分泌，臉上出現黃色的結痂。一般會在一個月內消失。

　　在出生後約一百天，有些孩子的頭皮會出現脂漏性皮膚炎。一般來說，到孩子滿六個月前，情況可能會更嚴重，但大部分在滿周歲前就會痊癒。大多是出現比較輕微像皮屑、角質這樣的東西，但嚴重的則會像龜殼般龜裂、乾旱的稻田一般乾、硬，或是結著厚重的黃色結痂。如果刻意撕下這些結痂，脆弱的皮膚可能因此留下傷口。

　　塗抹類固醇治療，可快速好轉。頭皮的位置不適合使用乳液或軟膏，一般會開的處方是液態類固醇。不論什麼病，能不用藥就讓病痊癒是最好的方法。因此如果不是特別嚴重的情況，一般幾乎不會開藥。

　　不必一定要用藥使皮膚狀況穩定下來，可以在洗澡前二十至三十分鐘，先在頭上塗抹濃稠的乳液或油，再以溫

水輕柔地沖洗。這時如果想把結痂弄掉而大力搓洗，可能會留下傷口，所以用水流過，輕柔地按摩就可以了。

　　市面上有新生兒頭皮脂漏性皮膚炎專用的產品。可以讓孩子臉與頭皮上的黃色結痂自然地剝落，成分不刺激可以安心地使用。含有可以保護皮膚，軟化不需要的角質之成分，能不刺激、溫和地去除角質。為了讓皮脂融化，在洗澡前三十分鐘先按摩，就能乾淨地去除皮脂，且不刺激肌膚。如果在頭上抹了濃稠又厚重的東西，孩子會覺得煩、抗拒，若是像按摩一般輕柔地抹上，孩子就不會拒絕，可以輕鬆地為孩子塗抹。

不是異位性皮膚炎，
就可以完全放心嗎？

　　來問我是不是異位性皮膚炎的父母們有個特徵，若我回答「是」，他們就會露出彷彿天崩地裂般的表情；若我回答「不是」，他們就會放下心來。事實上，單純地去檢視是否符合異位性皮膚炎診斷基準，並不是最重要的。因為這份基準，基本上是由過敏性皮膚疾病患者目前的症狀、程度，去診斷。換個例子來解釋，若肥胖的基準是體重位於百分等級九十五（PR 值）以上，當體重在百分等級九十五就屬於嚴重肥胖，但這不代表百分等級九十四就可以放心。

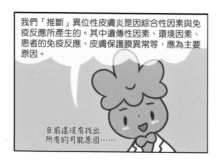

　　過敏性皮膚疾病，基本上是由目前出現的皮膚狀況、症狀，來下診斷屬於哪一種疾病，但是我們無法知道未來會變化成什麼情況。

　　因此，若患有過敏性皮膚疾病，即使目前並不符合異位性皮膚炎的診斷基準，也要銘記在心，未來可能情況會變得更嚴重，必須持續性地好好照料。

異位性皮膚炎能夠完全根治嗎？

異位性皮膚炎，並不是你做了什麼就能夠完全根治的病。若好好照顧的確是會好轉，但因為皮膚本身就比較脆弱，可能因為壓力、環境、年齡增長等因素再次復發。即使現在沒問題，某一瞬間也可能會變嚴重；目前很嚴重，也可能在某一瞬間突然變好。檢視是否符合診斷基準固然是好的，但比起那更重要的是，多花心思在皮膚上，好好地照顧。

一般以異位性皮膚炎為主打來行銷的醫院、藥商，都說病患是來自己的醫院看診，或是因為使用了自己的產品，而根治了異位性皮膚炎。那是因為，那位病患的異位性皮膚炎剛好到了要好轉的時候。大部分的病患，隨著時間都會好轉。

　　另外，大部分是情況好轉的人會去留下好評，而這些醫院、商家再用這些好評來宣傳。這就是為什麼你不該隨便相信過於氾濫的評價。

　　不可能會有所謂的異位性皮膚炎完全根治的方法。我也絕不會對我的病患說，我會完全根治好你的異位性皮膚炎，只要相信我，跟著我做就好了。如果放任不管，皮膚受損的情形可能會更加嚴重，所以我的功用，是讓病患的皮膚表層變得更強壯，幫助病患的症狀好轉、恢復皮膚狀況。

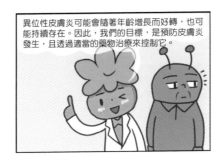

異位性皮膚炎可能會隨著年齡增長而好轉，也可能持續存在。因此，我們的目標，是預防皮膚炎發生，且透過適當的藥物治療來控制它。

Chapter 2

異位性皮膚炎
診斷檢查

為了從根本上使過敏性疾病好轉，重要的是，
找出引起過敏的過敏原並消除。
可能引起孩子過敏的物質非常多，因此，
可以透過檢查來找出造成過敏的物質。

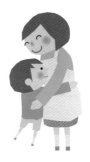

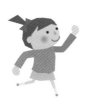

什麼是
皮膚點刺測試？

　　皮膚點刺測試是可以直接在皮膚上進行的檢查。將含有可能造成過敏之原因物質的各種液體，各點一滴在背或是手臂上，再用針輕輕地刮、刺，並等待約二十分鐘。滴有會引起孩子過敏之原因物質的區塊，會開始變得紅、腫且發癢。為了得到正確的檢查結果，會使用生理食鹽水與組織胺（Histamine）一起測試。

　　若滴有生理食鹽水的區塊出現紅、腫情形，則可能是針或其他原因造成，檢查結果便不可信。若滴有生理食鹽水的區塊正常，而其他滴有含過敏原因物質之液體的區塊出現過敏反應，那孩子就可能是對該物質過敏。將滴有含過敏原因物質之液體的區塊，與滴有組織胺的區塊進行比較，由出現紅、腫皮膚病變的大小來進一步判斷。

　　皮膚點刺測試雖然具有安全、快速得知結果的優點，但若病人正服用過敏藥物，則不能進行。且必須靜靜地等待二十分鐘，年紀較小的幼兒無法進行檢查。若是膽子較大、冷靜的孩子，大概五至六歲即可透過誘導的方式完成，但檢查必須用針稍微刮、刺二十多次，若是害怕針頭的孩子就不容易進行。

　　經這項檢查測出來，不是過敏原的物質，大部分是準確的。但是檢查測出來為過敏原的物質，則必須再次確認是否為過敏原。尤其是食物，若在皮膚點刺測試中出現陽性反應，則必須直接測試該食物後才能判斷。關於食物的部分，會在後面的章節中再次說明。

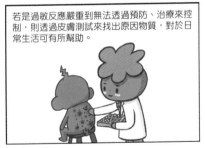

若是過敏反應嚴重到無法透過預防、治療來控制，則透過皮膚測試來找出原因物質，對於日常生活可有所幫助。

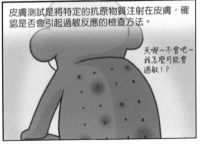

皮膚測試是將特定的抗原物質注射在皮膚，確認是否會引起過敏反應的檢查方法。

天哪～不會吧～我怎麼可能會過敏！？

過敏的原因可從飲食紀錄來觀察

案例 CASE

　　比起同輩看起來更矮小、蒼白的宇真，患有異位性皮膚炎。在開始吃副食品後，開始一點一點冒出疹子。因為異位性皮膚炎，媽媽帶著他到處跑醫院、在網路上搜尋資訊。聽說魚、肉等容易過敏不好，從孩子大概一歲開始，就不讓他吃動物性食品，以蔬食為主。一開始，宇真不太願意吃，讓媽媽十分傷心。媽媽用了很多方法，讓蔬食也能很美味，幸好現在的宇真吃得很開心。但是，即使媽媽在飲食上耗費了這麼多心思，宇真的異位性皮膚炎還是沒有好轉的跡象，令她十分難過。在醫院的建議下做了過敏檢查，血液檢查結果顯示，宇真沒有食物過敏，過敏原是家裡的各種塵蟎。血液檢查一併做的貧血檢查顯示，宇真有貧血的症狀。

　　有部分幼兒的異位性皮膚炎，原因出自於食物。依照醫師指示好好照顧，症狀卻沒有好轉，或是好轉了一陣子又突然變嚴重，就可能是食物過敏。因此未滿一歲的孩子，我建議餵母乳優於配方奶粉。若不方便餵母乳，則最好使用低致敏的配方奶粉。另外，副食品也必須要多加注意。

　　確實是有可能對食物過敏，但若是因此盲目地限制飲食是很危險的，可能會造成在成長期的孩子們營養攝取上出問題。滿兩歲前的小孩子，對蛋白、麵粉、牛奶、豆類等出現過敏反應的案例較多；較大的孩子則多半對青背魚類、甲殼類、花生、堅果類等出現過敏反應。然而若因為患有異位性皮膚炎，限制各種飲食，則可能造成營養所需無法充分攝取，使孩童成長出現問題。

　　別人會過敏的食物，我的孩子可能不會過敏。因此，與其不讓孩子吃一般來說可能會造成過敏的食物，不如正確地找出會引起孩子過敏的食物。有個能夠在家裡就能輕鬆找出過敏食物的方法，正是飲食紀錄。

　　紀錄方法是詳細地寫下每一餐所吃的食物、當日的皮膚狀況，以及搔癢的次數或情形。如果是累積一些後才寫，可能會有漏掉的部分，因此要每一餐做記錄。飲食紀錄不是寫一、兩天就能找出原因，至少要持續一、兩個月以上，才能從孩子皮膚狀態的好壞，判斷出造成問題的飲食為何。若從飲食紀錄仍無法找出原因，可透過皮膚點刺測試、血液檢查，找出首要的過敏原因。

飲食紀錄範例

時間	食物	地點	其他
08:00	牛奶、地瓜	家裡	樂蒂可體（LactiCare）、保溼
10:00	蔬菜棒（小黃瓜、甜椒）	托兒所	
12:00	豆芽飯、牛肉海帶湯、涼拌短果茴芹、燉雞肉馬鈴薯、泡菜	托兒所	
15:00	蘋果、牛奶	托兒所	保溼
16:00		遊樂場	跑步玩耍
17:00		家裡	樂蒂可體、沐浴、保溼
18:00	雜糧飯、烤土魠魚、涼拌菠菜、煎蛋捲	家裡	
20:00			保溼
21:00			保溼

＊其他：運動、洗澡、保溼、藥物等註記

搔癢症狀（強度0～5）	皮膚狀態（強度0～5）
上午：無搔癢症狀 晚上：搔、抓臀部2	手肘2 臀部1

飲食紀錄

時間	食物	地點	其他

＊其他：運動、洗澡、保溼、藥物等註記

搔癢症狀（強度0〜5）	皮膚狀態（強度0〜5）

上表可自行重新製作或直接影印使用。

食物過敏原
激發測試

　　如果找出了懷疑的食物，下一步就必須要確認該食物是否就是引起異位性皮膚炎的因素。確認的方法，首先是完全禁止食用懷疑的食物一至二周，觀察症狀。在這段期間內，要盡可能禁止外食，只吃在家料理的食物。如果外食、選擇市售的食物、吃點心的話，因為無法得知正確的食材成分，會妨礙找出過敏原。外食在料理的過程中可能會加入各種的食材，所以在這段期間，父母選擇能親眼確認的食物來餵孩子，是最重要的。

　　若在持續吃了一至二周，去除懷疑食物的飲食後，皮膚狀況變好，就可以開始試驗，吃下懷疑的食物，看看狀況是否有變糟。

　　若該食物真為導致過敏的原因，則在吃下後應會出現起疹子、嘔吐、搔癢……等等的症狀。如上所述，可在家對孩子施行食物過敏原激發測試，就可找出真正引起孩子過敏的食物。這樣一來，就可得知平常應避免的食材，也可預防過敏發生。

一定要做
血液檢查嗎？

　　有部分的異位性皮膚炎患者，在血液檢查中發現，IgE 的數值增加。這是血液裡的免疫球蛋白 E，這項數值也是異位性皮膚炎診斷基準中的次要標準之一。既然為次要標準，就不是必要的檢查。然而 IgE 數值增加的患者，代表著他們因特定原因產生異位性皮膚炎的可能性高。另外，須注意也可能同時患有其他過敏疾病，例如，食物過敏、氣喘、鼻炎等。

　　血液檢查亦可檢查特異抗原。這項檢查的優點在於，服用過敏藥物時仍可以實施，孩童也可以接受檢查。但是血液檢查所檢查出的原因物質，尤其是食物類的，有許多不完全符合病患情況的案例，因此建議以血液檢查結果為參考，並進行食物過敏檢查。

\ Q&A /

Q1. 什麼是IgE呢？

　　我們的身體裡有許多種的免疫球蛋白，也稱作抗體。免疫球蛋白就像是警察的緝毒犬。當體外的不良物質進到體內，它們會最先認出並衝到最前線。接著，它們會通知如警察一般的白血球，來幫忙攻擊該物質。免疫球蛋白有許多種類，IgM在感染源進入體內時，會最先做出反應。因此，如果目前是患病的狀態，IgM數值就會高。IgG則是身體為了記憶先前感染經驗而生的抗體。可經由母體的胎盤傳送給新生兒，母乳中也含有該抗體，因此在新生兒免疫上是很重要的角色，亦可透過預防接種產生。

　　如此重要的免疫球蛋白，偶爾也會出現誤判的情形。將體內的正常細胞視為外來物質並進行攻擊，這稱為自體免疫疾病。舉例來說，有攻擊自身關節的類風溼性關節炎、攻擊自身血液的溶血性貧血、攻擊自身甲狀腺的慢性甲狀腺炎……等等。

　　過敏性疾病也是同樣的概念，是體內產生了錯覺，將不應該攻擊的正常物質視為敵軍，發動攻擊。在過敏性疾病部分，主要相關的是IgE。所以在血液檢查中若IgE數值高，就能夠知道是屬於過敏體質。

　　有一種說法認為，IgE在以前多半會對寄生蟲產生反應，然而隨著環境衛生改善、寄生蟲減少，在尋找攻擊對象時意外地引起了過敏反應。然而這項說法目前還只是假設的理論，我們就不須煩惱是不是要去找寄生蟲了。

\ Q&A /

Q2. 什麼是特異抗原？

　　一種抗體通常只會對一種敵軍出現反應。血液中若有許多將花生視為敵軍的IgE存在，對花生過敏的機率就高；血液中若有許多將雞蛋視為敵軍的IgE存在，同理對雞蛋過敏的機率就高。像花生、牛奶、雞蛋……等等的物質稱為特異抗原。像這樣進一步找出抗原的檢查，就是一般所說的過敏血液檢查。但並不是這樣的抗體多，就一定會發動攻擊。因此在血液檢查結果出爐後，必須再次確認，是不是該物質造成過敏。

　　也可利用血液檢查來查出特異抗原。這是在服用過敏藥物時仍可以進行的檢查，亦可以讓孩童接受檢查。但是血液檢查所檢查出的原因物質，尤其是食物類的，有許多不完全符合病患情況的案例，因此建議以血液檢查結果為參考，並進行食物過敏檢查。

皮膚斑貼試驗

被稱為 Patch test 的皮膚斑貼試驗，是將可能造成過敏的原因物質，貼在病患的手臂或背上，在二～三日過後觀察該部位的皮膚反應。這項試驗在找出造成異位性皮膚炎原因上，正確性算高。因為接觸性皮膚炎，會讓許多的異位性皮膚炎病患，皮膚病變更加惡化。當異位性皮膚炎治療效果不大、在其他過敏相關的檢查中找不出明顯的原因、皮膚狀況毫無徵兆地突然變差時，可以選擇進行皮膚斑貼試驗。保溼劑、生理性脂質複合劑、類固醇藥膏等異位性皮膚炎患者所塗抹的各種成分，都應包含在檢查項目之中。

有時血液檢查結果為陰性，但在皮膚斑貼試驗結果卻為陽性。

若是懷疑在皮膚斑貼試驗中呈陰性的物質會致敏，可以直接將該物質塗抹在手臂內側之類不明顯的部位，每天塗抹一到兩次，持續二周，進行激發測試。

確認是否感染？

　　當有異位性皮膚炎時，保護皮膚的保護膜——皮膚角質層受損、脆弱，外部的物質就容易從受損的地方侵入。因此，細菌、病毒、真菌就容易藉由皮膚進入造成感染。更嚴重的問題在於，這類的皮膚感染，會使得異位性皮膚炎的發炎症狀更加惡化。

膿痂疹／金黃色葡萄球菌感染

　　患有異位性皮膚炎的皮膚，最常見的感染是金黃色葡萄球菌（Staphylococcus aureus）。一般來說，患有異位性皮膚炎時，會因為搔癢症狀而常常去抓。用髒兮兮的手與手指去抓，往往容易造成感染。有時抓癢後形成傷口，若感染金黃色葡萄球菌，將導致傷口加大，若再往旁邊擴散，就可能出現膿痂疹。

　　這種菌所產生的毒素，一樣會讓異位性皮膚炎更加惡化。

　　一開始若只是流一些組織液、傷口較小的時候，好好抹抗生素藥膏就會好轉。然而若傷口逐漸加大、擴散，或是流較多組織液時，最好服用口服抗生素。有醫學報告指出，即使沒有明顯的皮膚感染，針對嚴重的異位性皮膚炎，同時使用類固醇與抗生素，症狀會好轉。基於這點，針對異位性皮膚炎的治療，也是以替皮膚殺菌的治療為主。當一般的抗生素治療效果不明顯時，為了掌握正確的原因對症下藥，可進行細菌培養檢查。

疱疹性溼疹

　　異位性皮膚炎的患者，有些也會出現單純性皰疹病毒感染。在幾天之內，長了許多水泡，有些化成膿疱，並形成硬的結痂，這就是疱疹性溼疹（eczema herpeticum）。

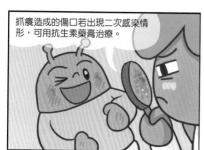

抓癢造成的傷口若出現二次感染情形，可用抗生素藥膏治療。

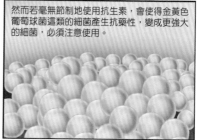

然而若毫無節制地使用抗生素，會使得金黃色葡萄球菌這類的細菌產生抗藥性，變成更強大的細菌，必須注意使用。

　　在小孩子身上，多半是出現在臉部。大部分的情況，只要照顧好皮膚、保持乾淨就會好轉。然而若是發生在年紀很小的嬰幼兒、或擴散至全身的嚴重情形，則會使用抗病毒藥劑。

傳染性軟疣

　　傳染性軟疣亦屬於病毒疾病的一種。病兆是出現像小米粒一樣的水泡，好發於年齡較小的孩子。當患有異位性皮膚炎時，因為皮膚的角質層受損，更容易出現傳染性軟疣。雖然多半會自然痊癒，但若抓、摳出現軟疣的地方，會讓軟疣擴散至周圍，因此最好在初期就進行治療。

　　一般治療是在抹上麻醉軟膏後，用針刺破後以刮匙（curette）刮除，或是用鑷子挑除，會有類似皮脂之類的東西流出。當孩子不停地動、拒絕治療或是不肯配合時，或是常常復發、擴散，也可以餵孩子吃薏苡萃取液（又稱薏仁萃取液或薏苡仁萃取液），在一般通路或網路上可以買到。

黴菌感染

　　有些異位性皮膚炎患者，也會出現黴菌感染。

　　糠疹馬拉色氏真菌（Malassezia furfur），尤其會讓臉部、頸部周圍的發炎反應更加惡化。因此，針對臉部、頸

部部分之治療情況不明顯的慢性異位性皮膚炎患者，同時使用抗真菌藥劑，情況有所好轉。除此之外，若有手癬、足癬、白癬時，也會同時使用抗真菌藥劑。當出現花斑癬時，只使用抗真菌藥劑塗抹狀況就會好轉。然而，這樣的病症即使經過完善的治療，仍難以根治且常常復發。且色素脫失後留下的白色斑，治療後痕跡可能長時間不會消失。

異位性皮膚炎是一種搔癢情況嚴重、皮膚病變分布在特定部位的過敏性皮膚疾病。因為沒有絕對的診斷基準及客觀的檢查方法，所以前面文章中有提到，醫生是依據診斷基準來判斷是否為異位性皮膚炎。即使不以治療為目標，仍對病情能有所幫助的檢查。

舉例來說，為了從根本上使過敏性疾病好轉，重要的是，找出引起過敏的過敏原並消除。可能引起孩子過敏的物質非常多，一般幼兒中，對牛奶或雞蛋過敏的案例很多。兒童或成人則多是塵蟎、花粉、動物毛等周遭環境類的過敏原。因此，可以透過檢查來找出造成過敏的物質。

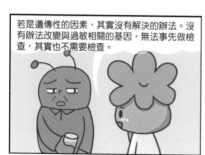

若是遺傳性的因素，其實沒有解決的辦法。沒有辦法改變與過敏相關的基因，無法事先做檢查，其實也不需要檢查。

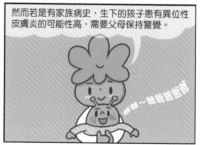

然而若是有家族病史，生下的孩子患有異位性皮膚炎的可能性高，需要父母保持警覺。

　　當然，這些檢查並不是必要的。我的目的只是讓大家知道有這樣的檢查，如果有意願可以去做。根據病況所適合的檢查不同，詳細的情形請向主治醫生諮詢。

Chapter 3

調整飲食

請在餵孩子一種食物吃四～五天後，
再增加或是換其他食物。
有些食物過敏，
會在第一次吃時就馬上出現過敏症狀，
但大部分是在二～三天後出現。

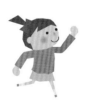

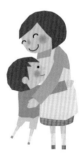

預防過敏的開始：餵母乳

案例 CASE

　　秀妍患有異位性皮膚炎。在她生了孩子之後，她十分擔心孩子也會遺傳到異位性皮膚炎。因為聽說餵母乳有助於預防過敏，她非常努力地餵母乳。但是她發現，在月子中心裡，自己的孩子比起其他喝配方奶粉的同齡孩子似乎要小一點，為此十分擔心。餵配方奶粉時可以直接看到孩子吃了多少，然而餵母乳時卻無法知道孩子到底吃了多少，讓她十分憂心。不安之下，她上網搜索了許多資訊，每個人說的都不一樣，根本不知道哪一個是可信的。

餵母乳有助預防異位性皮膚炎

　　餵母乳被認為，有助於預防異位性皮膚炎。

　　且對配方奶粉過敏的孩子，有許多案例是在改餵母乳後好轉的。

餵母乳的優點

　　母乳中具有免疫成分，能有效預防孩子的感染性疾病。若孩子消化良好，也有助於預防過敏。藉由媽媽與孩子的接觸，也可增進感情聯繫。不僅如此，餵母乳還可預防產婦的乳房癌、卵巢癌、幫助產後恢復、減重，以及避孕……等等。母乳沒有經過複雜的製造、流通過程，馬上可以餵給孩子，當然是最新鮮的。不像配方奶粉，要時時準備著奶粉、奶瓶、熱水，只要有媽媽在就可以，在這方面來說餵母乳也很方便。母乳是由媽媽肚子裡一點一點累積的脂肪為原料，製造而成。母乳竟然是用花錢、節食也很難減掉的小腹製作的，感覺是不是更加經濟實惠呢？

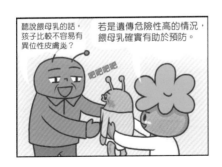

餵母乳姿勢

　　當孩子肚子餓開始哭鬧，媽媽在情急之下總是會急忙地先讓孩子含著乳頭。餵母乳時間不短，若姿勢不舒服，會對脖子、腰、手腕造成負擔。最好是使用餵母乳的靠枕，舒服地餵母乳。以膝蓋高於臀部的姿勢餵母乳較舒服，也可以搭帶有一點高度的腳踏板。雖然孩子開心地吃著母乳的樣子很可愛，忍不住想一直盯著看，但若長時間低著頭，會讓脖子、肩膀十分痠痛，所以請直視前方餵母乳。雖然是大家都知道的內容，但還是有許多媽媽們沒有遵守這些原則，導致肌肉疼痛加劇、關節出問題。

　　有些媽媽在每次要餵母乳前，會先擦拭乳房，乳暈上的蒙哥馬利腺會分泌出抗菌物質，不需要特別擦拭乳房。若是擔心流了很多汗、洗澡完剛抹了乳液，可以用水擦洗一下。溼紙巾通常都加了很多種的添加物，最好不要使用。

母乳量不足

・・・

有很多媽媽希望能達到全母乳，但現實情況是母乳不夠，必須加餵配方奶粉。許多媽媽一開始雖然是混合、一半一半，但漸漸地配方奶粉的比重增加，最後變成不再餵母乳。即使一開始是混合著餵，也是有可能聰明地轉換為全母乳。

先確認到底是不是真的母乳量不足

我詢問一些混合餵母乳與配方奶粉的媽媽，為什麼會想到要補充配方奶粉。她們總是回答我：「感覺母乳量好像不夠」。母乳與配方奶粉不同，無法正確地得知量有多少，她們為什麼會告訴我母乳量不夠呢？讓我們來看看，一般會說自己母乳量不夠的媽媽們內心真實想法。

1 | 胸部沒有感覺很脹

　　生產後，原本不曾有過奶水的乳房，第一次開始有了母乳，即使只有非常少量，胸部也會感覺脹滿。但是我們的身體適應得很快，即使漸漸地累積了更多的母乳，也可能不會有像先前一樣脹滿的感覺。請不要用胸部感覺是否脹滿，來判斷母乳量。

2 | 孩子吸了四～五分鐘就不吸了

　　一開始在婦產科、月子中心時，醫護人員總是會再三地叮嚀媽媽們，兩邊乳房要各餵至少十五分鐘以上。但是假設要餵孩子母乳至兩歲左右，每次要花三十分鐘，每天要花三～四小時來餵母乳，想起來就很辛苦吧？兩邊乳房各十五分鐘，是適用於吸奶力氣較弱、無法快速吞嚥的新生兒。只要滿三個月，吃得快的孩子，不用五分鐘就能吸完一邊的乳房了。

3 | 孩子太常想喝奶

　　要先確認，是不是每次孩子因為其他事情而哭泣時，都當作是孩子肚子餓了。孩子會因為尿布溼了、過敏覺得癢了……等等的理由哭，若這時給孩子餵奶，他們會因為吃奶得到的舒服、滿足，而忘記原本的不舒服。

　　還有一些媽媽會這樣子判斷：用手指輕摸孩子的嘴角，如果孩子的嘴往媽媽手的方向去，就是肚子餓。其實只要碰孩子的嘴角，不管餓不餓他的嘴都會跟過去。如果

每次這麼做時都餵奶，可能會造成孩子的肥胖問題。

4 | 用擠奶器擠出的量不多

有許多的媽媽會因為想看母乳量有多少，而用擠奶器。但是母乳量會因為時間、當下的情況、心情而常常變化。而且孩子直接吸奶的效率更高，所以孩子實際上吃的量，會比擠奶器擠出來的量多。此外，壓力是影響母乳生成的最大敵人！如果一直過於擔心到底有多少母乳，擠出來的量就會只有一點點。

5 | 孩子不太會吸奶

有些孩子在吸奶的時候，因為覺得累而沒辦法一直緊靠在胸部上，常常滑落。有些媽媽還會在餵母乳時感到疼痛。若有這些情況，應該檢查看看孩子舌頭下方的舌繫帶是不是太短。舌繫帶問題，在一般的小兒科都可以輕易地進行檢查。

既然如此，那要怎麼知道，母乳量是不是真的不足呢？判斷的基準是孩子的體重。與孩子剛出生時的體重相比，如果體重的增長符合生長曲線，就不用擔心。

建議可以對照國際生長標準，來確認孩子的成長情況。以韓國的生長標準來說，因為喝過多配方奶粉而過重的孩子多，導致喝母乳的孩子相對來說感覺長得比較小。如果真的擔心母乳量不足，可以在每次去醫院時替孩子量體重，並與負責醫生諮詢。

要怎麼餵母乳與
配方奶粉？

1 | 補充配方奶粉，一定要在餵完母乳之後馬上接著餵

　　要提升母乳量最好的方法，就是常常餵母乳。有許多媽媽，會使用餵一次母乳後，下一餐餵配方奶粉的方式，交替著餵。但這樣一來，餵母乳的間隔時間太長，會讓母乳量漸漸地減少。因此，當孩子肚子餓時，重要的是要先餵母乳。

2 | 補充的配方奶粉量，只需達到孩子不會挨餓的程度

　　親餵母乳時，孩子必須用力地吸奶，肚子有多餓就吃多少，飽了後就會停止，孩子會自我調節吃的量。然而用奶瓶餵配方奶粉時，孩子不須花很大的力氣就能喝到奶，往往會給多少就喝多少。

　　這樣一來可能會吃過量，導致孩子接下來可能會不想吃東西。想要增加母乳量，就要常常親餵，所以如果孩子不常吃的話，當然就不容易增加母乳量了。而且若媽媽的母乳量增加速度跟不上，只養大了孩子的進食量，就會離達到全母乳的目標更遠了。

3｜聰明地使用擠奶器

　　擠奶器並非必要，但若手邊有擠奶器，可以在餵母乳後，一邊擠十五分鐘，對於增加母乳有所幫助。通常在餵完母乳後，擠奶器已經擠不出什麼母奶了。然而刺激乳房，可以增加母乳量，所以可以輕鬆的心情來使用擠奶器，擠出來的母乳可以收集起來，代替配方奶粉餵給孩子。

4｜去醫院進行諮詢

　　如果使用了各種方法，母乳量還是沒有增加，請到醫院進行諮詢。請找有專門提供親餵母乳諮詢的醫院即可。

當餵母乳
使媽媽不舒服時，
不要拖延請去看醫生

　　餵母乳時如果會痛，並不是正常的現象。有許多的媽媽，誤以為親餵原本就會痛，因此咬著牙忍耐著餵母乳。然而餵母乳應該是舒服且愉快的，而不是疼痛且折磨，為了孩子強迫自己忍耐。在餵母乳中途、餵母乳後若有疼痛感，一定是有原因的。可能是餵母乳的姿勢，也可能是感染。若出現疼痛感，請不要感到自責，請去有提供親餵母乳相關診療的醫院看診。如果無法找出原因並馬上進行適當的治療，反而可能造成必須放棄親餵母乳的結果。另外，與餵母乳相關的疼痛，可能是源自於餵母乳的姿勢、孩子的舌繫帶過短、孩子嘴裡的鵝口瘡等等的疾病，因此請一定要帶著孩子一起接受診療。

　　除了餵母乳造成的疼痛外，在感染感冒、腸胃炎等各種疾病時，媽媽還是可以進行診療，仍有許多可服用的藥物。在不常接待母乳媽媽的一般醫院，因為對此沒有正確

地了解，有些會告知母乳媽媽，沒有可以提供母乳媽媽的藥，或是在服藥時必須中斷餵母乳。然而，其實有許多藥物是可以使用的，而且就算是不適合母乳媽媽的藥物，也多半有替代藥物可使用。因此在餵母乳期間，請盡可能找對親餵母乳有一定了解的醫生進行診療。若需要特殊診療或藥物時，請在治療前、後進行諮詢，並帶著處方箋與醫生確認後再行服用。（編註：台灣各大醫院皆設有「母乳哺育諮詢專線」，詳見衛生福利部國民健康署之「孕產婦關懷網站」。）

如何餵配方奶粉？

$\bullet$　　$\bullet$　　$\bullet$　　$\bullet$

　　因不得已而無法親餵母乳的時候，就必須餵配方奶粉。在選擇配方奶粉時，因擔心過敏而選擇配方羊奶粉、豆類配方奶粉。但如果是以治療過敏為目的，使用配方羊奶粉並不適當。羊奶與牛奶的蛋白質結構，出現過敏交叉反應達九十％以上，因此配方羊奶粉並不能預防牛奶過敏或是治療過敏。

　　豆類配方奶粉的情況也是一樣。對配方奶粉出現過敏反應的異位性皮膚炎孩子，有五十％也對豆類蛋白質出現過敏反應。此外，美國兒科學會與世界衛生組織，並不建議未滿六個月的幼兒食用豆類製品。

　　因為比起母乳或牛奶，豆類蛋白質的營養成分較低，可能使孩子無法得到成長所需的充分營養。此外有報導指出，豆奶中所含的植物性雌激素，與嬰幼兒體內的女性荷爾蒙類似，可能會造成荷爾蒙混亂。

部分水解配方奶粉

餵母乳是預防嬰幼兒過敏的最佳方法，因此美國及歐洲的過敏相關學會建議，最少餵母乳四個月以上。然而，若是無法餵母乳，又想預防過敏疾病時，建議使用部分或是完全水解配方奶粉。

部分水解配方奶粉，是由部分水解後的蛋白質所組成的，對於過敏疾病有預防的效果。包含異位性皮膚炎的過敏疾病，身體多半會將牛奶蛋白質視為敵人，進行攻擊。所謂的部分水解蛋白質，是將牛奶蛋白質分解成小分子的蛋白質。經過水解的蛋白質，身體不會將其視為敵人，就可預防產生過敏，或是減少過敏現象。

全球許多的研究也指出，給有過敏疾病家族史的孩子食用「部分」或是「完全水解配方奶粉」時，相較於非水解配方奶粉，可減少出現溼疹或過敏的危險。

若過敏不嚴重，或是還沒有出現過敏現象，然而有家族遺傳基因的孩子，若要預防過敏且必須長時間餵配方奶粉時，建議使用水解配方奶粉。此外，「部分水解蛋白質」可以輕鬆地消化，對於容易腹痛、睡中哭鬧、便祕、嘔吐的孩子、體質敏感的孩子，可有所幫助。

完全水解配方奶粉

如果孩子真的對配方奶粉過敏，可以試著餵孩子這類過敏兒專用的配方奶粉。偶爾會有一些父母問我，孩子現

在吃的奶粉是從新生兒時期就開始吃的，異位性皮膚炎是後來才出現，這樣子是否也要換奶粉。其實過敏反應在新生兒時期多半不會發作，而是逐漸對過敏物質出現致敏作用，才慢慢出現。因此有許多案例，是在換了配方奶粉後，過敏情況就明顯好轉。

　　針對已經出現過敏疾病的嬰幼兒，在餵胺基酸配方奶粉前，推薦先使用的治療過敏用配方奶粉。

　　在選擇上述的治療過敏用配方奶粉時，有個需要特別留意的地方。HA 這個用語，在美國是 Hypoallergenic 的縮寫，只能標示於「完全水解配方奶粉」；然而在歐洲，「部分水解配方奶粉」也可標示 HA。

　　因此在選擇國外進口的 HA 產品時，一定要確認是「部分水解配方奶粉」還是「完全水解配方奶粉」。

胺基酸配方奶粉

　　有些配方奶粉過敏的案例中，即使換成 HA 配方奶粉也無法解決。因為有些孩子，即使是水解成非常小分子的牛奶蛋白質，仍會引起過敏反應。這時就不使用牛奶蛋白質，而是選擇蛋白質的組成要素兼基本單位──胺基酸，可以使用僅由胺基酸組成的胺基酸配方奶粉（Neocate）。免疫系統無法辨別胺基酸，亦不會誘發過敏，因此可以改善因配方奶粉蛋白質造成的皮膚發炎反應。

　　有嚴重配方奶粉過敏問題的孩子，多半不只有皮膚出現疹子，還會有嘔吐、腹瀉等腸胃症狀與因搔癢症狀而哭

鬧、睡眠不足的現象。在這種情況之下，對孩子的成長會造成阻礙。胺基酸配方奶粉可以減緩腸胃相關症狀，快速供給營養，有助於孩子成長。

泡配方奶粉時的注意事項

為了乾淨地保存配方奶粉，配方奶粉中的湯匙一定要另外保管。

手摸過的湯匙放入奶粉罐中時，媽媽手上所沾有的細菌就會進入配方奶粉中。因此使用過的湯匙，一定要消毒乾淨後另外保管。

配方奶粉必須用煮沸過冷卻的水泡。只要是乾淨的水，自來水、淨水器過濾後的水、礦泉水都可以。除了山泉水，因其受到汙染的可能性高，盡可能不要使用。配方奶粉是由一定比例的必要營養成分組成，必須用清水來泡。請不要使用如大麥茶等有添加其他物質的水。

配方奶粉並不是無菌狀態。偶爾有案例，配方奶粉受到阪崎腸桿菌（Enterobacter sakazakii）感染。因此必須使用攝氏七十度以上的熱水沖泡。有些人會說，過高的溫度會使配方奶粉中的乳酸菌死亡，所以使用攝氏四十度的水來沖泡。然而這種情況下，為了讓乳酸菌存活，可能連細菌也存活。配方奶粉一定要用熱水泡，若想要孩子吸收乳酸菌，可以另外補充乳酸菌，或是加入泡好放涼的配方奶中。

開始餵副食品

· · ·

　　在孩子滿六個月前，除了必要的藥物或營養劑之外，最好是不吃任何東西，只喝母乳。喝配方奶粉的孩子，在四～六個月可以開始吃副食品。這裡提到的四個月，是指滿四個月，大約是出生後一百二十天。假設孩子在一月一日出生，則五月一日時滿四個月，七月一日時滿六個月。如果太早開始吃副食品，孩子的腸壁功能還未發育成熟，出現過敏的可能性提高。但如果太晚開始吃副食品，孩子可能因為營養攝取不足，導致發育遲緩。此外，有許多研究結果指出，孩子超過六個月後才開始吃副食品，出現過敏疾病的危險性提高。因此，一般來說，多半建議在孩子滿六個月左右時開始吃副食品。

副食品的初期食物：米湯

　　副食品從一天一次米湯開始就可以了。一般建議在早

上吃，因為若是出現過敏反應，時間上比較容易處理。大約用一茶匙的米，磨碎後煮滾就可以了。要特別注意的是，副食品必須用湯匙餵，不可以放到奶瓶中。有些孩子在吃了市售的米湯後，出現過敏反應。這種情況，多半不是對米本身過敏，而是加工過程中的添加物造成過敏。所以最好是自己在家裡把米磨碎來做米湯。如果自己做米湯，孩子還是出現過敏情形，可以試著換成無農藥的米。

副食品的增加原則

請在餵孩子一種食物吃四～五天後，再增加或是換其他食物。有些食物過敏，會在第一次吃時就馬上出現過敏症狀，但大部分是在二～三天後出現。如果一次增加很多種食物，會不知道到底哪一樣食物才是造成過敏的原因。先餵孩子一種食物四～五天，觀察這段期間孩子是否有任何異常，如果沒有就請換到下一種食物。如果在吃的途中出現食物過敏症狀，就要立刻中斷餵食該食物。一般來說，對某種食物曾經過敏，並不代表一輩子都無法吃那樣食物。有許多例子是在過二～三個月後再吃，就不再出現過敏症狀。可以先暫時中斷，之後再一點一點試著餵孩子吃。

各種蔬菜中，可以先選擇像是櫛瓜、馬鈴薯、地瓜、高麗菜這些蔬菜。菠菜、青江菜這類綠葉蔬菜如果較早餵給孩子，可能會引起過敏，建議在孩子滿七個月後再餵。另外，像紅蘿蔔這類較硬的蔬菜，孩子不容易吸收，往往會在孩子的糞便裡看到一塊塊的紅蘿蔔。紅蘿蔔最好在滿

七個月後再慢慢地開始餵食，在加入副食品前，要先煮至軟爛或是搗碎後再食用。

要盡快加入副食品的食物：肉類

　　應該盡快加入的食物是肉類。牛肉是開始餵副食品後，一開始就可以使用的材料。孩子滿六個月開始，一定要每天餵牛肉或雞肉等肉類比較好。只有燉肉的高湯是沒有幫助的，要將肉塊搗成泥後給孩子吃。有許多父母會在一開始將副食品先過篩，但是肉類大多會卡住而沒有餵給孩子。在孩子滿四個月初期，剛開始可以將肉類過篩，但在滿五個月後，肉泥就不需再過篩，可以直接餵給孩子吃。這時期需要注意的是，有些父母會想要給孩子吃品質好的肉，而選擇有明顯大理石紋路的牛里脊或牛後腰脊肉。但是有大理石紋的肉，就代表脂肪多。

　　孩子不適合吃太多肉類脂肪，請餵孩子吃如牛臀肉之類較沒有脂肪的瘦肉。

　　在餵副食品時不會漏掉米，同樣地也不要漏掉肉類，再另外加入蔬菜即可。如果沒有攝取充分的肉類，孩子會缺鐵，可能導致貧血。孩子正處於頭腦發育的時期，如果貧血，可能會造成頭腦發育不良及生長遲緩。不太願意吃副食品的孩子，必須要另外補充鐵劑。肉類的攝取量在滿六個月時，從一天大約五公克左右開始，到滿九個月時，一天至少要吃四十公克以上。如果孩子對副食品沒有抗拒，可以較快速地增加肉類攝取量。

可增加食物：蛋

　　未滿周歲的孩子，許多都會對蛋白及牛奶過敏。所以副食品最好只使用蛋黃，蛋白在滿周歲後再給孩子吃。蛋黃在孩子滿六個月後就可以開始試著餵，請把雞蛋煮熟後將蛋黃壓碎加入副食品中。蛋白低卡路里高蛋白質，適合當作父母的飲食控制食物。

　　至於魚類可能會造成過敏，因此要在滿九個月後再給孩子食用。

　　一開始餵魚類副食品時，可以餵白肉魚類。小心地將魚刺挑出，加入副食品中即可。一開始先使用沒有調味的白魚肉，青背魚類的在孩子滿周歲後再給。鮪魚、鮭魚類的大魚，因為可能含有較多的水銀，最好避免餵給孩子。選擇可以一整隻料理上桌的大小是比較好的。螃蟹、蝦子、龍蝦等甲殼類，最好等到孩子滿周歲後再餵食。

食物過敏的症狀與經過

　　一般食物過敏的症狀多為發疹與嘔吐。發疹會像被蚊子咬一樣，在身上出現紅、大、圓的疹子。許多孩子會伴隨著搔癢症狀。也有許多患者，食物過敏會出現異位性皮膚炎之症狀。如果是經治療卻沒有好轉、狀況穩定的皮膚突然變差這類的情形反覆出現，最好看看是不是與食物相關。可以透過飲食日記與血液檢查來找出，孩子是否對特定食物過敏。如果找出確認造成過敏的食物，必須先暫時

限制孩子攝取該食物，並使用可替代的食物，給孩子提供充分的營養。

　　對某樣食物過敏，並不代表一輩子都不能吃該樣食物。有些案例中，孩子一開始對某樣副食品過敏，在停止攝取二～六個月後再次嘗試，孩子不再對該食物過敏。

　　這是因為隨著孩子長大，消化功能增強，免疫系統也出現了變化。一般像是雞蛋、牛奶、麵粉這類的食物過敏，隨著年齡增長，往往會自然而然地消失。配方奶粉過敏許多是在滿周歲左右消失，至滿兩歲左右則大部分都會痊癒。然而對螃蟹、蝦這些甲殼類，或是花生這類的堅果過敏，則往往會持續至長大成人。

孕婦與母乳媽媽的飲食

　　孕婦在懷孕期間，並不需要特別地注意飲食。這是因為，在媽媽肚子裡的胎兒，幾乎不會生成造成過敏的抗體，媽媽在懷孕時注意飲食，並不能預防孩子過敏。此外，在懷孕期間如果過度地限制飲食，反而可能造成孕婦無法獲得充分營養，不利於孕婦的健康與胎兒的成長。因此，在懷孕期間，孕婦們可以吃自己想吃的食物，攝取充分的營養。

　　話雖如此，比起反式脂肪含量高的速食、即食類食品，新鮮且健康的食物當然對媽媽、胎兒比較好。

　　一般認知裡對健康有益的食物，對胎兒、孕婦、母乳媽媽都很好。母乳媽媽限制飲食，實際上也是沒有太大意義的。因為媽媽吃了特定食物，造成孩子的皮膚惡化的案例非常罕見。在孩子的皮膚出現過敏狀況下，母乳媽媽限制攝取如牛奶、麵粉、堅果類等特定食物可能有所幫助，然而大部分是不會造成影響的。

Chapter 4

治療過敏
的方法

過敏的原因多樣，且受遺傳因素影響，
要從根本上預防十分困難。如果出現異位性皮膚炎，
需從三個層面來積極護理。即要減少過敏發炎反應、
增強皮膚表層機能、解決感染問題。

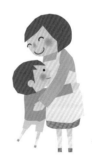

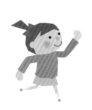

殺菌、皮膚再生護理

不管是什麼病，預防都是先於治療的，異位性皮膚炎也是一樣。防止造成過敏的原因物質進入體內，是最重要的措施。然而過敏的原因多樣，且受遺傳因素影響，要從根本上預防十分困難。如果出現異位性皮膚炎，需要從以下三個層面來積極地護理。換句話說，就是要減少過敏發炎反應、增強皮膚表層機能、解決感染問題。減少過敏發炎反應，可以使用塗抹型的類固醇藥膏，以及免疫調節劑。要增強皮膚表層機能，則是要做好保溼。

針對異位性皮膚炎的患者，解決感染問題也是很重要的一部分。

正常的皮膚，即使用指甲摳、抓也不會感染，但如果是有異位性皮膚炎，皮膚表層處於破損的狀況，細菌或病毒很容易入侵。被感染的皮膚，會出現發炎反應而變紅。皮膚發炎，會讓原本就脆弱的皮膚表層受損更嚴重，導致感染區域擴散，形成惡性循環。異位性皮膚炎長時間持續，會使脆弱的皮膚變得乾燥、出現色素沉澱般一塊一塊的黑

褐色斑點，皮膚變得像裂開的旱田，出現皺紋、質地粗糙。

　　當感染擴散，搔癢的情況也會變嚴重。這是因為最常見的感染物質——金黃色葡萄球菌所生成的毒素，形成了超級抗原。就像摸到很燙的東西會反射性地收回手，感覺到癢就會去抓。要不去抓癢，就得讓皮膚不癢，如果在皮膚搔癢的狀態下硬是不去抓，是沒有任何作用的。

　　對於治療異位性皮膚炎的許多醫生們來說，感染像是個已經解決卻又沒有解決的課題。有部分的醫生，專注於痤瘡菌的殺菌治療。在治療痤瘡時，重要的是針對感染的治療，這部分由來已久，一般會一併使用抗生素與機器殺菌來進行護理。在研究異位性皮膚炎的過程中，想出將治療痤瘡的殺菌方式適用在異位性皮膚炎上，或許可以減少金黃色葡萄球菌感染與搔癢症狀。

　　身為醫生，在開始使用新方式治療前，必須要有確實的醫學根據。我讀了許多的論文，還有具權威性的異位性皮膚炎相關著作。異位性皮膚炎與陽光的關聯性，在許久之前就已廣為人知。有部分的案例，在冬天異位性皮膚炎就變嚴重的孩子，到了溫暖的國家，充分地曬太陽後症狀就好轉。此外，利用 UV-A（ultraviolet-A，波長介於 315 ～ 400 奈米的紫外線）與 UV-B（ultraviolet-B，波長介於 280 ～ 315 奈米的紫外線），透過特定波長的光照治療，也是由來已久的治療方式。然而現有的光照治療，缺點在於功率較低，要看到效果必須長時間且經常進行。不過若將光線改為雷射，滲透進皮膚，則可以在短時間內看到治療效果。

　　我所屬的醫院原先已預定要引進雷射光照治療，剛好在機器引進的前一天，我的第二個孩子，腳後跟上方的傷口受到感染，出現膿痂疹。原本要給癢得一直抓的孩子吃抗生素，想到若可以用雷射光殺菌，膿痂疹的問題就可以解決，我便沒有給孩子吃藥，而是先冰敷處理。

　　隔天，雷射光照治療機器運到了醫院。我馬上帶著老二到醫院，將有膿痂疹的部分進行殺菌治療。雖然當下並沒有出現明顯變化，我還是決定先等一天觀察看看。我先生還因為我沒有給孩子吃抗生素而感到十分不安。然而到了當天晚上，搔癢的症狀明顯減輕，孩子抓癢的頻率也減少了。

　　治療結果是超越我所想像的。老二的治療結果鼓舞了我，我把抓癢抓到臀部上都有血痂的老三也帶來進行殺菌治療。粗糙不平的臀部與腿，間隔三～四天進行了兩次治療後，孩子明顯比較少抓癢，皮膚的狀況也穩定下來，像是使用了抗生素或類固醇一樣。我聚集了一些患有異位性皮膚炎的病患進行光照治療，依舊獲得了超出期待的成果。

　　殺菌、皮膚再生護理（雷射光照治療），並不是異位性皮膚炎的全方位治療方法，也不是在所有人身上都有相同的效果。然而整體來說，減少了類固醇的使用，對於使用低劑量類固醇沒有效果的嚴重異位性皮膚炎患者而言，確實症狀獲得改善。過敏症狀中，搔癢症是最痛苦的。殺菌治療對於減緩搔癢症狀的效果良好。皮膚整體看來乾淨，然而到晚上總會覺得臀部搔癢而抓，留下指甲抓痕的患者，以及耳垂下方總會撕裂傷的患者，雷射光照治療也有明顯效果。

殺菌、皮膚再生護理（雷射光照治療）的優點，在於沒有什麼副作用，且治療時間短效果佳。治療不會疼痛，且雖然依據部位的不同時間有差距，然而治療時間大多在五分鐘左右，嬰幼兒也十分適合。如果在經過其他類型的治療都沒有明顯的起色，或是對於長期使用類固醇有所顧慮的家長、患者，我認為在進行殺菌、皮膚再生護理（雷射光照治療）後，對於此治療的滿意度應該會很高。

適當使用
類固醇的方法

案例 CASE

　　秀赫在小時候皮膚很好，長大成人之後，在小腿出現了牛皮癬。雖然有擦藥，但效果都只是一時的，只有在很嚴重的時候塗抹一些類固醇藥膏。然而在不久前，他幫兒子洗澡時，發現兒子的手肘與膝蓋附近摸起來有些粗糙。秀赫開始擔心，是不是把牛皮癬遺傳給孩子了。帶兒子去醫院檢查後，情況不算嚴重，醫生開了低劑量的類固醇藥膏。把類固醇擦在自己身上時毫不猶豫，但要擦在小孩子身上，卻猶豫而遲遲無法下手。真的沒關係嗎？孩子是不是也是只有抹時有效，不抹又馬上會復發呢？從小就開始抹類固醇沒關係嗎？秀赫為此十分擔心。

　　一般來說，針對異位性皮膚炎，醫生最先處方的藥是類固醇。類固醇可以使發炎情況減緩，抑制免疫作用，並使微血管收縮。因為類固醇的藥效很卓越，強效的類固醇藥膏，只要擦一、兩次，紅腫的皮膚很快就會恢復。然而若草率地使用，則要注意會出現副作用。

　　類固醇分為塗抹型與口服型。

　　塗抹型的類固醇，是在異位性皮膚炎患者已充分地從洗澡、保溼等生活習慣上好好照顧、護理，情況仍沒有好轉時由醫生處方使用。因為有各種劑量，根據皮膚炎的部位、症狀、程度，使用的藥有所不同。就像保溼劑也有分乳液（Lotion）、乳霜（Cream）、乳膏（Balm），塗抹型的類固醇也有各種產品型式。最方便使用的是洗劑型（Lotion），容易塗抹，適用於大範圍的部位，也可以用在皮膚有剝落、龜裂狀況，以及流組織液的地方。當然也可以用在結痂的地方。

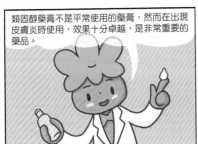

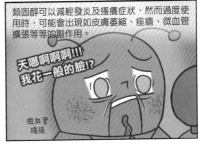

在這樣的皮膚上抹軟膏（Ointment）或是乳膏（Cream）型的類固醇，可能會造成刺激而使症狀惡化，必須特別注意。在較小的部位，較常使用乳膏或軟膏型式的類固醇。此外，針對像頭皮脂漏類的頭皮皮膚炎，則會使用類固醇液。

隨著年紀與生活習慣，皮膚的狀態有所不同，因此每個人的處方不同。所以不能將個人的處方藥，給別人輪流塗抹。針對較厚皮膚的處方，不能塗在較薄的皮膚。類固醇特別需要在醫生正確地處方下使用。

在有異位性皮膚炎的部位塗抹類固醇藥膏，紅色溼疹、乾燥的部分、搔癢症狀都會好轉。雖然使用強度較強的類固醇，效果會明顯且快，然而若要預防出現過度使用所造成的副作用，會盡量從可以看到效果的最低劑量之類固醇開始使用。為什麼要特別加上「可以看到效果的」理由在於，如果在較厚的皮膚上使用劑量過低的類固醇，則可能會完全沒有效果。

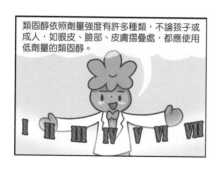

類固醇依照劑量強度有許多種類，不論孩子或成人，如眼皮、臉部、皮膚摺疊處，都應使用低劑量的類固醇。

　　類固醇治療沒有效果的最大原因，在於沒有按照處方行事。在治療期間，要依照處方遵守塗抹的次數，規律且定量塗抹。若沒有正確地使用類固醇以致沒有效果，回診時醫生會開加強強度的藥。這樣一來，稍有不慎就可能會對類固醇產生抗藥性，導致治療沒有效果。一般管狀的軟膏，約成人手指一指節的量，可以塗抹約成人兩個手掌大小的範圍。乳液型的，約是五元硬幣大小的量，可以塗抹約成人兩個手掌大小的範圍。

　　在過敏症狀加重的時候，迅速減緩發炎的情況，反而是減少使用類固醇的方法。因為消除皮膚發炎情形，恢復到正常皮膚後，透過適當地洗澡與保溼護理，可以讓皮膚持續地維持在健康狀態。猶豫、拖延，或是不照處方持續地塗抹類固醇，會讓皮膚的發炎情況無法緩解，皮膚角質層處於受損狀態，長久下來可能會更難恢復至原本健康的皮膚。

　　一般來說，若是較輕微的異位性皮膚炎，一天擦兩次，二～三天內皮膚多半就會恢復。然而若症狀嚴重，則要根據皮膚的狀態。嚴重的時候，一天塗抹兩次強度較強的藥，有時即使皮膚尚未完全恢復，也要觀察皮膚狀態，改為一天一次、隔日擦、或是一周一次。

一般的類固醇強度分級

等級	商品名稱
一	戴摩膚軟膏（Dermovate Ointment）、 戴摩膚乳膏（Dermovate Cream）、 乃利爽軟膏（Nerisona Ointment）、 **克羅貝森乳膏**（Clobeson Cream）等等
二	拭皮爽軟膏（Esperson Ointment）、 **費羅丹軟膏**（Velodan Ointment）等等
三	拭皮爽洗劑（Esperson Lotion）、 **瑞貝卡乳膏**（Ribeca Cream）、 奈德乳膏（Naid Cream）等等
四	潑尼卡酯軟膏（Dermatop Ointment）、 艾維頓軟膏（Advantan Oinment）、 艾維頓乳膏（Advantan Cream）等等
五	潑尼卡酯乳膏（Dermatop Cream）、悠美膚軟膏（Eumovate Ointment）、**樂蒂可體傑瑪希斯洗劑**（Lacticare Jemazis Lotion）、立得美克斯乳膏（Lidomex Cream）、**保勝乳膏**（Bosong Cream）等等
六	戴索歐文乳膏（Desowen Cream）、 戴索歐文洗劑（Desowen Lotion）、 立得美克斯洗劑（Lidomex Lotion）等等
七	樂蒂可體舒洗劑（LactiCare-HC Lotion）、 **樂蒂可特乳膏**（Lacticort Cream）、 **海蒂森乳液**（Hatison Lotion）等等

註 ✎ 等級一是強度最強的製劑，等級七是強度最弱的製劑。

✎ 而根據研究不同，分類可能會與上表有些許差異。

✎ 色字表示為台灣目前沒進口且無正式中文譯名的藥品。

　　針對常常復發的部位，即使目前皮膚狀況良好，有些也需要持續地一周擦一、兩次。若在主治醫生已訂下計畫、給予處方，在途中暫時斷藥的期間，去了其他醫院，在沒有其他資訊的情況下，醫生可能會在看到皮膚狀況後，立刻要求開始使用類固醇。異位性皮膚炎需要長時間的治療，與其到不同的醫院看病，持續地在同一間醫院是比較好的。即使要轉往其他醫院，也應該在同一間醫院看診幾個月。不停地換醫院，也可能讓病患感到混亂、造成影響。

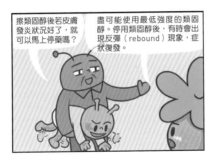

擦類固醇後若皮膚發炎狀況好了，就可以馬上停藥嗎？

盡可能使用最低強度的類固醇。停用類固醇後，有時會出現反彈（rebound）現象，症狀復發。

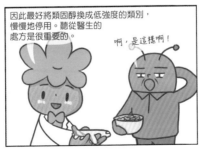

因此最好將類固醇換成低強度的類別，慢慢地停用。聽從醫生的處方是很重要的。

啊，是這樣啊！

塗抹類固醇的方法

在塗抹類固醇藥膏時，有時候會將藥膏擠在食指尖上，反覆塗抹、揉出現皮膚炎的部位。然而揉脆弱的皮膚，可能會造成刺激，因此最好使用手指較寬闊的面，輕輕地塗抹一次。一般在幫孩子抹藥時，會沾在無名指的指腹部位，用無名指塗抹。

有時候處方中指示，要隨著不同部位的嚴重程度，比較不嚴重或是皮膚較薄的地方使用低強度的藥；症狀嚴重或是皮膚較厚的地方使用高強度的藥。這時應該先從低強度的藥擦起，然後再擦高強度的藥。如果先擦高強度的藥再擦低強度的藥，手指上殘留的高強度藥，可能會擦到需要擦低強度藥的部位。如果不小心忘記，先擦了高強度藥的話，在擦低強度藥前一定要記得先洗手。記得不要用抹過藥的手，來碰皮膚很脆弱且很容易吸收類固醇的眼睛。

替孩子抹完藥後一定要洗手，請不要忘記也要保護好父母的手。

一般來說，類固醇藥膏是一天擦兩次。洗完澡後擦一

次，大約十二小時過後再擦一次。也可以想成是早上擦一次，晚上擦一次。孩子大多會在晚上睡覺時抓癢，與其在睡前洗澡，可以試著早一點幫孩子洗澡後抹藥，這樣睡覺時會睡得比較舒服。

　　孕婦使用類固醇是否安全，目前還沒有完全獲得保證。雖然至今還沒有報告指出，孕婦在使用類固醇製劑後，造成胎兒先天畸形或出現重大危害，然而若使用較多類固醇，則可能生下體重過低的新生兒。因此要與主治醫生商量後，控制在短時間內且針對必要的部位慎重地使用。

　　餵母乳期間，使用類固醇則較為自由。不只是塗抹型，口服型的類固醇也可以使用。不過，在使用類固醇之前，請一定要先向對餵母乳有深入了解的醫生諮詢，訂立治療計畫。

　　小孩的皮膚很薄，因此在抹類固醇時吸收得很快。早產兒的皮膚更薄，因此要特別地注意。當使用在尿布所包覆的地方，就像是在類固醇上包保鮮膜，完全與外部隔離，吸收會更好。未滿兩歲的孩子，不能使用免疫抑制劑，因此類固醇是唯一可以使用的藥物。若孩子不是特別嚴重的情況，大多在使用低強度的類固醇後，短期間就可以看到效果。因為大部分的情況都不會長時間使用，所以幾乎沒有副作用，只要好好遵守注意事項，父母們不須太過擔心。

——— \ TIPS! / ———

有口服型的類固醇！

口服型的類固醇，雖然是能讓異位性皮膚炎明顯好轉的藥，然而副作用大，且停藥後的反彈現象可能更嚴重，所以不太使用。口服型的類固醇若突然停藥，很容易出現反彈現象（rebound），所以即使症狀有所好轉，也不能馬上停藥，必須慢慢地減少藥量。一定要避免長時間服用類固醇，只有在症狀突然非常嚴重時，有限制地在短時間內使用。

不要用類固醇
真的比較好嗎？

● ● ●

　　類固醇是效果非常好的藥。不只是針對異位性皮膚炎，在治療發炎型的疾病、免疫疾病……等等的效果都很好。即便如此，大眾對於類固醇的印象卻不太好。這是因為，在過去人們不太了解類固醇的時期，類固醇濫用出現了副作用的緣故。經過媒體的報導，對類固醇的負面印象已經植入一般大眾的腦裡。類固醇是只要好好使用就是非常安全又有效的藥，接下來，我會針對類固醇的副作用進行深入說明。

　　長時間塗抹類固醇製劑，最常出現的副作用是皮膚變薄。若使用過多抑制發炎的類固醇，會抑制正常皮膚細胞的生長，導致皮膚萎縮，微血管擴張，容易瘀青。

　　傷口癒合的速度變慢，皮膚容易裂開、留下疤痕。正處於成長期的孩子，這類的副作用一般來說較少，但是上了年紀的老人，情況就可能變嚴重。

　　長時間塗抹類固醇的部位，也可能會有長毛、變白、長出粉刺、小顆粒的情形。所以要塗在臉上時，更要注

意。要事先知道，在停用類固醇後，痤瘡的情形可能會更嚴重，才不會在停藥後感到驚慌失措。

類固醇製劑雖然可以減緩發炎現象，卻沒有消滅細菌的能力。若症狀不明顯，就可能不知道已經感染，錯過治療時機。因此若有傷口或是流組織液，就要仔細觀察感染的嚴重程度，不要拖延立刻去醫院接受治療。

像眼皮這類眼睛周圍的皮膚，非常薄且吸收快速，因此在眼睛周圍使用類固醇時，更要特別地注意。在眼睛周圍長時間使用類固醇，可能會造成青光眼，導致視力變差，因此一定要在必要時，才使用低強度的類固醇，且限制在短期間內。我也大多建議病患，在眼睛周圍不要使用類固醇，而是充分地使用生理性脂質複合劑、保溼劑，或是其他的替代方案來治療。

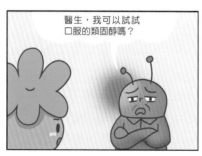

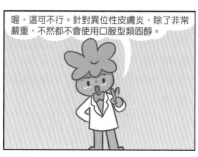

　　像是小孩子或老人這類皮膚較脆弱的患者，可能會過度吸收類固醇。有時候為了讓藥吸收更好，會用保鮮膜將塗抹類固醇的部分包起來。然而這樣的行為也可能會造成副作用，一定要在與主治醫生諮詢後，必要時才這麼做。

　　而全身性的副作用中，較常見的是庫欣氏症。有部分的孩子，會出現生長遲緩的狀況。可能會出現血糖濃度增加，尿糖變嚴重或骨密度降低，須特別注意。

關於類固醇的
誤會與真相

案例 CASE

　　延浩騎腳踏車摔倒，膝蓋受傷而到醫院來。在檢查身上有沒有其他部位受傷時，發現比摔倒傷口更嚴重的問題：異位性皮膚炎。或許是我掀衣服檢查時，衣服掃過皮膚感覺癢，他開始抓，這時媽媽打了孩子的手背。我問道：「孩子好像覺得很癢？」，而媽媽一副心情不好的表情回答我，「孩子以前搔癢情況比較嚴重，現在已經好很多了。」我一邊幫孩子消毒傷口，發現孩子的表情看起來很不舒服，不停地趁著媽媽不注意到處抓癢。我開口問是否有在擦類固醇藥膏，媽媽告訴我他們不用那種東西，冷淡地要我治療跌倒的傷口就好。在這樣的情況下，我沒辦法再跟媽媽談異位性皮膚炎的事情。當時的我心裡一邊想著，放任不舒服的孩子不管，是不是也算是虐待兒童呢？

　　類固醇確實是效果十分卓越的藥，然而在長期使用下，也確實會有副作用。但是類固醇的副作用被誇大得太嚴重，甚至有許多人覺得，只要用一點類固醇就會引起很嚴重的問題，而對類固醇十分抗拒，我感到有些意外。我特別針對類固醇的副作用仔細說明的理由，是要讓大眾正確地認識到過度使用類固醇時會出現的副作用，並讓大眾了解，照著醫生處方正確使用，對病患來說類固醇反而是非常有效果的藥。

　　塗抹型類固醇，要發揮它的最佳效果，必須按照定量使用。隨年齡、皮膚類型、部位、症狀嚴重程度的不同，按照醫生處方，適當地使用不同的類固醇藥膏，當症狀好轉後，請換成低強度的藥膏，並充分地使用保溼劑。

　　對大部分的異位性皮膚炎患者來說，調整生活習慣，在必要時短暫使用類固醇，症狀就可以有明顯的好轉。有些情況比較嚴重的患者，只有在使用類固醇時狀況比較好，在這種情況下，若長期使用大量的類固醇，就可能出現副作用。若是這類的情形，則可以試著使用免疫調節劑來代替類固醇。

外用免疫調節劑

　　若長期服用免疫調節劑，副作用會很嚴重，然而塗抹型的外用免疫調節劑，即使是小孩子長期使用，也很安全。當用類固醇沒有效、不方便使用類固醇、症狀嚴重須長期用藥時，也會使用免疫調節劑。局部免疫調節劑即使長期使用，也不會造成皮膚變薄，或是增加皮膚感染的風險。另外，免疫調節劑幾乎不會造成全身性吸收，是它的優點之一。

　　使用外用免疫調節劑時，皮膚角質層的水分會增加，且角質細胞間的脂質也會增加。換句話說，會幫助皮膚表層恢復、維持。效果大約等同於使用等級四的類固醇（參見第 86 頁）。

　　偶爾會有些人，在第一次使用時覺得有刺痛、火熱感。所以在幫孩子抹藥時，有時會嚇到。但是這樣的症狀大部分幾天內就會消失。若症狀嚴重，孩子持續感到不舒服時，可以把藥膏放在冰箱冷藏，與保溼劑一起使用。有些案例中，醫生會要求病患一開始先同時使用類固醇與免疫調節劑，接著逐漸停用類固醇，維持使用免疫調節劑，並沒有出現

嚴重的副作用。約使用一周後，搔癢的情況就會明顯好轉，長期使用下來，可以發現皮膚狀況好很多。

　　不過，大多不會在一開始就使用免疫調節劑，因為它並不是初次治療藥劑。免疫調節劑，是限於使用類固醇沒有效果，或是因類固醇副作用而無法使用時所用的藥。因此，先做好充分保溼及外用型類固醇治療，當治療效果不明顯或治療期拉長時，可與主治醫生商量後使用。

　　年紀太小的孩子不能使用。舉例來說，普特皮軟膏（Protopic Ointment）〇‧〇三％的需滿兩歲以上才可使用，〇‧一％則規定只有成人可以使用。「免疫調節劑」這個名詞可能聽起來有點可怕，在二〇〇六年曾有人提出質疑，免疫調節劑是否會引起皮膚癌。不過在後來的研究中得出的結論，免疫調節劑並不會造成皮膚癌。

　　免疫調節劑與類固醇相同，一開始建議一日使用兩次，一指節的量可塗抹約兩個手掌大的範圍。

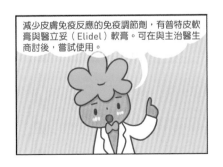

減少皮膚免疫反應的免疫調節劑，有普特皮軟膏與醫立妥（Elidel）軟膏。可在與主治醫生商討後，嘗試使用。

什麼時候需要
免疫治療呢？

　　過敏疾病與遺傳因素、環境因素相關，患有過敏疾病的人數每年增加，尤其是幼兒與青少年的增加趨勢最為明顯。大部分的過敏治療分為兩大部分，一是迴避過敏原治療，避開造成過敏的原因物質，二是對症治療，緩和過敏症狀。迴避過敏原治療，優點在於只要拿掉過敏原，就不會過敏，然而缺點則是我們無法完全掌控外在環境，若出現過敏原，症狀就會再次復發。換句話說，若沒有辦法避免造成過敏的原因，症狀就會持續地出現。對症治療，則是在症狀出現時，緩和症狀的治療法。

　　當透過環境管理、藥物治療都無法控制，症狀持續出現時，可考慮進行過敏原免疫療法。

　　唯一能完全消除原因的治療，就是過敏原免疫療法。過敏原免疫療法，是透過過敏檢測找出原因後，將造成過敏的抗原，在三～五年間反覆地施予病人，使病人對過敏原產生耐受力，使症狀可減緩或痊癒的脫敏治療。其中，將過敏原放在舌下的舌下免疫療法，是安全且方便的治療

法，且為世界衛生組織所建議之療法，在歐洲大多數國家亦使用。

　　但是不是所有情況都可以使用過敏原免疫療法。首先，過敏原免疫療法的藥很貴，費用負擔較重。此外，治療期很長。一般來說，治療期約在二～三年。因此很難以輕鬆的態度，輕易地就開始治療。過敏原免疫療法的藥是根據過敏原而有所不同，若有多樣過敏原時則不會使用此治療法，因為即使治療了一種過敏原造成的過敏，仍會因為其他原因導致症狀持續出現。

　　孩子能否順從地進行治療也是一個問題。舌下免疫療法，要將液體放在舌下，稍微停留後才吞下去。

　　年紀小的孩子，可能聽不懂要將藥含在嘴裡一下再吞，也可能因為不好吃而馬上吐出來。皮下注射的免疫療法，必須定期注射藥物，對於害怕打針的孩子來說，可能會是很大的壓力。

　　諷刺的是，症狀愈嚴重時，愈不能使用此治療法。尤其是氣喘嚴重的孩子，可能會因為這項治療，導致症狀突然變嚴重。有部分的案例，即使一開始劑量非常低，而後

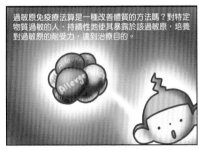

過敏原免疫療法算是一種改善體質的方法嗎？對特定物質過敏的人，持續性地使其暴露於該過敏原，培養對過敏原的耐受力，達到治療目的。

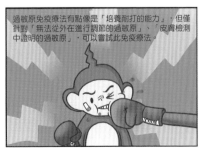

過敏原免疫療法有點像是「培養耐打的能力」，但僅針對「無法從外在進行調節的過敏原」、「皮膚檢測中證明的過敏原」，可以嘗試此免疫療法。

慢慢增加，卻還是突然氣喘發作。

在以下這些情況時，才會進行過敏原免疫療法。

因為某一項確定的因素，使過敏症狀持續發生時，可以使用此免疫療法。只要從根本原因上著手，就可能完全擺脫過敏。症狀嚴重導致日常生活受阻礙，或是症狀一年到頭持續時，也可以使用。如幼兒、青少年這類成長及學習能力十分重要的時期，卻因過敏性鼻炎造成子女頭痛、鼻塞，影響發育、成長，也可以透過此療法治療痊癒。此外，若已經充分用藥，症狀卻仍不見改善時，也會使用此療法。最後，是因為病患本人的生活環境有不可避免之因素。舉例來說，像是必須長期在各種布料中生存的服裝設計師，若對於塵蟎過敏時，則可以考慮此療法。

過敏原免疫療法的原理，是讓人體漸漸地熟悉過敏原。一開始先放入身體不易察覺之極少量的過敏原。接著非常微幅地增加劑量。這樣一來，身體就會覺得「這樣子還沒問題，還可以」，漸漸地熟悉該過敏原。開始治療幾個月後，可以看到症狀有所好轉。然而如果因為看到成效，就迅速地中斷治療，則症狀將會很容易復發。因此，一般來說治療期約二～三年。

「皮下注射免疫療法」，是將藥劑注入皮膚。使用小的注射器，將過敏原注入皮下的脂肪層。一般會注射在上臂。注射後可能會出現嚴重的過敏反應，因此須留在醫院觀察至少三十分鐘以上。

「舌下免疫療法」，是將過敏的原因物質放在舌頭下方，含著幾分鐘後再吞下。常見的副作用，是舌下腫起、出現搔癢感。如果提高劑量的速度太快，則可能會因為過

敏症狀而不舒服。這樣的情況下，可以慢慢地、一點一點增加劑量。舌下免疫療法的優點，是幾乎不會有出現嚴重過敏反應的風險。因此可以去醫院拿藥，在家進行。

　　皮下注射免疫療法的歷史更為悠久，效果也算好，然而也比較容易出現副作用。

　　此外，還有要不停打針的壓力。所以孩子們通常會選擇使用舌下免疫療法。不過，過敏原成功開發成為治療藥的數量少，如果過敏不是來自開發成功的過敏原，則無法使用。

　　過敏原免疫療法，針對過敏性鼻炎的效果，要比異位性皮膚炎來得好。雖然醫界持續針對異位性皮膚炎進行研究，然而一般來說，多數的異位性皮膚炎起因不只一種，而是由各種複合的因素所造成。使用過敏原免疫療法，解決單一因素後，並無法使異位性皮膚炎痊癒，因此相對來說效果較差。

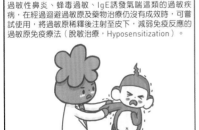

過敏性鼻炎、蜂毒過敏、IgE誘發氣喘這類的過敏疾病，在經過迴避過敏原及藥物治療仍沒有成效時，可嘗試使用，將過敏原稀釋後注射至皮下，減弱免疫反應的過敏原免疫療法（脫敏治療，Hyposensitization）。

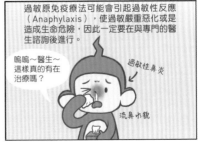

過敏原免疫療法可能會引起過敏性反應（Anaphylaxis），使過敏嚴重惡化或是造成生命危險，因此一定要在與專門的醫生諮詢後進行。

嗚嗚～醫生～
這樣真的有在
治療嗎？

過敏性鼻炎

流鼻水貌

Chapter 5

搔癢症
減緩方法

要先找到搔癢症的原因，再來消除它。
例如，不要穿太貼身不吸汗的衣服；
或是環境溫度急遽變化，也可能誘發搔癢症；
被稱為萬病根源的壓力，
也會讓搔癢症狀惡化。

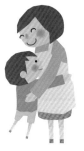

最難忍受的症狀：
搔癢

最困擾異位性皮膚炎患者的，不是粗糙不平的皮膚，而是搔癢症狀。特別是對什麼都不懂的孩子來說，更是難以忍受。不知道原因卻很不舒服，該有多痛苦。異位性皮膚炎的主要診斷基準之一的搔癢症，也是父母最不忍心看到的症狀。

對不能說話、不太能移動的孩子來說，搔癢症是非常痛苦的。因為沒辦法用手抓，被媽媽抱在懷裡時，只好用臉來磨蹭媽媽的衣服。背癢的時候，會在躺著的時候，全身蠕動，用衣服或棉被來抓癢。孩子會蹬腿，表達他的不舒服。

開始有辦法抓癢的孩子們，則是身體各處都抓到流血。而且搔癢的症狀在晚上睡覺時特別嚴重，也會使孩子沒辦法輕易入睡。

有些孩子會睡到一半被癢醒，因而感到煩躁、發出叫聲，甚至是哭泣。看不下去的媽媽大聲要孩子別再抓了，同時又因感到抱歉而跟著孩子哭泣。這樣的狀況，對於子

女患有異位性皮膚炎的父母來說，會常常經歷的。

　　曾經在看到孩子抓癢時，對孩子發牢騷，心想：「就忍耐啊，為什麼要這樣子抓呢？」在孩子要求你幫忙抓癢時，有沒有曾經對孩子生氣，叫他趕緊睡覺呢？

　　異位性皮膚炎所造成的搔癢症狀，是比我們想像的程度要更嚴重。大家都應該有手掌或腳掌被蚊子叮咬，癢得受不了的經驗。異位性皮膚炎孩子的搔癢程度，就像是全身都被蚊子咬一樣，十分痛苦。在成長到會意識其他人的眼神前，搔癢症是異位性皮膚炎孩子最大的敵人。異位性皮膚炎的搔癢症，是比想像更嚴重，痛苦的程度也很高。

對付搔癢症

搔癢的症狀，在接觸到過敏原或刺激時、受到感染時、處於持續性的壓力下時，會變得更嚴重。問題是，抓癢的行為本身，就會讓異位性皮膚炎繼續惡化。而且，抓已經脆弱的皮膚，就會更刺激皮膚，讓皮膚受損，繼續惡化。用骯髒的指甲抓癢，也很容易會造成感染。看不下去的媽媽，罵孩子、要他不要再抓了，孩子可能會停止抓癢，但並不容易。當然，如果把孩子的雙手綁起來，狀況會比較好，然而沒辦法抓癢的孩子該有多痛苦，是言語難以形容的。要停止這樣的惡性循環，解決搔癢症是非常重要的。

要先找到搔癢症的原因，再來消除造成搔癢的原因。材質粗糙的衣服，可能是造成搔癢的原因，建議穿不要太貼身，通風良好的純棉衣服。

有些搔癢症狀，是對溫度敏感引起的。身體泡熱水，或是冷氣開得很冷所造成的急遽溫度變化，也可能誘發搔癢症，最好盡量避免。

被稱為萬病根源的壓力，一樣會讓異位性皮膚炎患者的

搔癢症狀惡化。因此，也要努力減少壓力。如果孩子愛玩，請讓他在外面盡情地跑步、玩耍。讓孩子盡情地玩耍，也會讓孩子專注在玩耍上，忘記搔癢症狀。躺下來到入睡這段時間，搔癢症狀最為嚴重，如果讓孩子盡情玩耍，就會因為勞累而快速入睡，有助於減少孩子受搔癢所苦的時間。對年齡較大的孩子或是成人，如冥想這類的放鬆治療，對病情會有所幫助。

　　讓保護皮膚的皮膚表層再生，也是十分重要的。要讓皮膚表層再生，最重要的是，適當地供應水分，所以要特別注意洗澡與保溼。除此之外，當然也要改掉會使皮膚受損的習慣性抓癢動作。有許多孩子會在晚上睡覺時，下意識地抓癢，所以父母可以在睡覺時為孩子戴上棉質手套或較寬鬆的襪子。

透過塗抹減緩症狀

● 　 ●

　　要減少發炎症狀，搔癢症就會減緩。因此，充分地保溼、使用類固醇、殺菌及皮膚再生護理這類一般的異位性皮膚炎治療，能有效減少搔癢症狀。然而，若搔癢症狀持續存在，可以使用專門的噴劑噴在搔癢的部位，可減輕症狀。

　　當有造成搔癢情形的症狀存在時，身體會透過神經傳達給大腦，使大腦感受到搔癢。有一項物質，負責透過神經傳達搔癢感至腦部，因此，必須阻斷該物質。只要不傳達搔癢感至腦部，身體就不會再想抓癢。

　　如果先使用了保溼劑，之後再噴上的液態噴劑就不容易吸收，因此建議要先使用噴劑。

　　噴劑中不含類固醇，年紀小的孩子也可以長期使用。一般來說效果很快顯現，患者使用後的滿意度高。

　　這項產品不只適用於異位性皮膚炎，其他的搔癢症狀也可以使用。即使搔癢也不能隨便用藥的孕婦，也可以使用噴劑，效果不錯。此外，針對只能加強清潔、保溼的肛門、外陰部搔癢症，只要小心避免直接接觸到性器，也可以使用。

　　抓癢的行為本身，就會使皮膚受損、細菌感染，導致皮膚狀況惡化，因此只要讓孩子抓癢的行為減少，就會有很大的幫助。搔癢感是很難受的，減少搔癢症狀後，孩子會感覺更舒適。使用噴劑也可以讓因為抓癢而難以入睡的孩子、睡到一半會被癢醒的孩子，睡眠品質更好。

透過飲食減緩症狀

　　治療搔癢症時所使用的代表性口服藥為抗組織胺藥（Antihistamines），也是我的必備常備藥品。抗組織胺藥並不是萬能的，然而對於大部分的搔癢症狀都有一定效果，且沒有太大的副作用，使用上較沒有負擔，因此我常常使用。

　　第一代的抗組織胺，還有鎮定的作用。換句話說，吃了這個藥以後，有許多人會覺得睏。偶爾會有些案例，對藥非常敏感的人，是吃了以後一整天都想睡覺。所以若要在白天服用，要特別注意是否要開車、做任何重要的決策。不過，通常搔癢症狀都是晚上比白天嚴重，有許多是因為搔癢症狀而睡不著。

　　若有這樣的情形，可以在晚餐時間吃藥，搔癢症狀會減輕，也比較容易睡著，效果較佳。

　　第二代的抗組織胺，相較於第一代，比較不會感覺睏，具抗過敏的作用，比較適合白天使用。

　　免疫調節劑，可以阻礙誘發搔癢症的神經傳導物質生成，使搔癢症狀減輕。若搔癢症狀非常嚴重、因搔癢症狀

無法入睡，有時醫生會開鎮定劑或抗憂鬱劑處方，但通常不會讓孩子使用。

　　使用月見草油，也有助於減緩部分的搔癢症狀。月見草油不是藥物是屬於健康機能食品，不會因為吃一次症狀就馬上好轉。然而，若持續地服用，有助於症狀好轉。

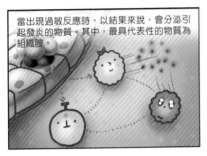

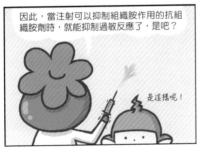

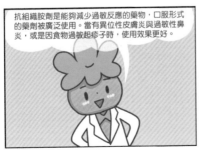

用生理食鹽水冰敷

　　有時候，皮膚狀況會突然惡化得很嚴重。大部分是流組織液，且搔癢症狀加重。針對搔癢的症狀，冷卻皮膚有助於減緩。將冰凍的保冷袋，用毛巾包住冰敷搔癢部位，或是使用生理食鹽水來冰敷。用溼毛巾敷搔癢部位時，當移開毛巾後，皮膚可能會乾燥得更快，所以建議可以使用生理食鹽水。要特別注意，保存隱形眼鏡所使用的生理食鹽水含有防腐劑，不適合使用，一定要購買沖洗傷口專用的生理食鹽水。生理食鹽水很容易產生細菌，放在冰箱裡冷藏，開封使用後，最好不要放超過三天。最近市面上有販售小容量二十毫升包裝的生理食鹽水，可以買一些放在冰箱，以備不時之需。

—— \ TIPS! / ——

製作生理食鹽水冰敷巾

1. 將手清洗乾淨。
2. 用冰涼的食鹽水將消毒過的滅菌紗布浸溼。
3. 稍微將紗布擠乾至不會滴水的程度。
4. 將溼紗布放在症狀嚴重的部位上冰敷。

註 🖉 如果敷太久，反而會讓皮膚變得更加乾燥，請將冰敷時間控制在十分鐘左右，敷完後再充分地保溼。

🖉 針對年紀較小，無法靜靜冰敷的孩子，可以由父母拿著溼紗布，輕輕地拍、壓流組織液的部位，也有助減輕症狀。

Chapter 6

比治療
更重要的是護理

過敏治療中，洗澡與保溼是不能漏掉的重要部分。
只仰賴藥物治療，是很難達到預期效果的。
透過洗澡與保溼來維持健康的皮膚，
是極佳的預防法，也是最積極的治療方法。

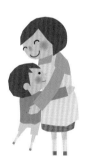

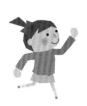

過敏治療需有充分的時間

　　機器壞掉的時候，只要按照說明修理，就可以恢復。換掉壞了的零件就可以了，如果不行，也可以重買一個。醫生所治療的對象，不是機器而是人。人類並不是按照說明就可以治療好的簡單存在。正因如此，有些人說，醫學不是科學而是藝術。異位性皮膚炎的情況，更是如此。曾經有過效果很好的治療方法，用在其他人身上，也可能沒有任何作用。有時候會在症狀明顯好轉後，突然又變差。這都是因為異位性皮膚炎的特性所致。

　　在探討過敏疾病的特性時，可以肯定的是，一定有個因素使皮膚惡化。若造成皮膚惡化的因素只侷限在一至兩樣，還算是比較好處理，然而實際上，大多是複合性的因素造成。過敏檢測，通常是由最常見的過敏因素為重點，進行檢測。然而造成過敏的原因有數萬種，只用基本檢測，能找出的過敏因素有限。甚至還有些案例，是對治療過敏的類固醇或抗組織胺過敏。

　　站在醫生的立場，醫生是經過充分地思考才施行治

療，然而結果並不是都與預期的相同。不能因為治療後情況看似沒有好轉，就草率地下結論。過敏治療中，最重要的是給予充分的時間，慢慢找到方法。

不要因為試了一、兩次沒有效果而感到挫折，而是要了解、掌握每一個人不同的症狀與狀態，找到正確的治療方向。過敏就像感冒，隨時都有可能復發。因此，持續地護理十分重要。

過敏治療中，洗澡與保溼是不能漏掉的重要部分。只仰賴藥物治療，是很難達到預期效果的。透過洗澡與保溼來維持健康的皮膚，是極佳的預防法之外，也是最積極的治療方法。

洗澡很重要

　　在異位性皮膚炎護理上，洗澡是很重要的。有些人說，常常洗澡對異位性皮膚炎反而不好，這是錯誤的資訊。

　　洗澡很重要的兩大原因在於，第一，要保持身體乾淨，並且充分地供給水分。

　　孩子流的汗、皮膚上所堆積的皮屑，都可能是造成過敏的原因物質。可能會有些人很驚訝，孩子自己身體裡流出的汗，卻是造成過敏的原因。不只是汗，口水也可能是造成過敏的原因。各位應該有聽過所謂的口水疹，如果有看過比較會流口水的孩子，嘴巴周圍發紅的樣子，應該就可以理解了。

　　正在長牙齒的小孩子很會流口水，除了口水本身對皮膚造成刺激，副食品流到下巴，也會使接觸性皮膚炎惡化。當孩子臉上沾有口水或是副食品時，可以用手沾水擦，或是用柔軟且乾淨的紗布巾沾水擦。特別會流口水的孩子，口水巾可能很快就溼掉了，建議要常常替孩子更換。

　　灰塵或是各種汙染物質，都可能讓異位性皮膚炎變嚴

重，因為會對脆弱的皮膚造成刺激。為了要減少刺激，將原因物質清除，維持乾淨非常重要。不常常洗澡的異位性皮膚炎患者，往往容易出現金黃色葡萄球菌感染。因此，洗澡非常重要。

　　洗澡很重要的另一個理由，是供給水分。各位應該都知道，當有異位性皮膚炎時，身體會變得很乾燥吧？所以替乾燥的皮膚供給充足水分，是維持乾淨且健康皮膚的方法。洗澡是供給全身充足水分的好方法。然而，洗完澡出來後，水分會快速地蒸發，使皮膚變乾燥，所以要在一洗完澡後趕緊進行充分地保溼。

　　患有異位性皮膚炎的孩子們，往往因皮膚問題而承受許多壓力。然而壓力，會使皮膚狀況更加惡化。大部分的孩子都喜歡泡在溫暖的水裡，使用適中的溫度洗澡，也有助於減輕壓力。

　　不過，針對患有異位性皮膚炎的孩子，洗澡時有幾項必須遵從的規則。

該怎麼正確的洗澡？

　　一般來說，建議一天洗一次澡。夏天流很多汗，或是在外面沾染了很多灰塵，可以多洗一次。有些人習慣在早上洗澡，但是沒洗澡就入睡，會讓所有過敏的原因物質一整晚貼附在身體上，可能會讓皮膚狀況更差。

　　一般來說，孩子多半在洗澡時開始會想睡覺，所以很多父母會在睡前幫孩子洗澡。然而，如同我前面所說的，洗澡的目的之一是供給水分，另一個則是去除汗、灰塵等可能會造成刺激的物質。若孩子整天都靜靜地待在家裡，睡前洗澡沒有問題，不過若是有在外面玩，最好在一回到家後就趕緊替孩子脫掉衣服洗澡。

　　洗澡的時候，建議水量大約在胸部的位置。要特別注意，太熱的水會讓皮膚受到刺激，應避免。將手（至手腕部分）放入水中，感覺溫暖且舒服的溫度即可。媽媽覺得剛好的溫度，可能對孩子來說太燙。感覺是很主觀的，建議調整至孩子喜歡的溫度。有些人會覺得，用冷水替孩子洗澡，可以減緩搔癢症。然而用冷水洗澡反而會讓孩子痛

苦，造成壓力，可能進一步導致異位性皮膚炎惡化。最好避免過於刺激的方式。如果搔癢的症狀很嚴重，可以針對嚴重的部位冰敷。

泡在水裡太久也不好。最好控制在十分鐘左右，最多請不要超過二十分鐘。如果泡在水裡太久，角質會吸水膨脹，變得像皮膚上的污垢一樣，會被搓掉。角質如果掉了，就可能使保護皮膚的皮膚表層受損，因此盡量不要搓澡。沐浴巾與海綿也可能對皮膚造成刺激。

可以在手掌擠上清潔劑搓揉起泡，輕柔地替孩子洗澡。

用毛巾擦乾時，如果用力地擦、揉也會對皮膚造成刺激，請輕輕地拍，去除水氣就好。從洗完澡一出來後，皮膚就會開始快速地變乾燥。請一定要在三分鐘內做好充分地保溼。

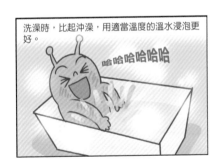

洗澡時，比起沖澡，用適當溫度的溫水浸泡更好。

哈哈哈哈哈哈

使用潔膚劑

● ● ●

　　有些父母，每天幫孩子洗澡時只使用清水。然而只用水是沒辦法充分地洗去灰塵、汗等汙染物質。如果沒有洗乾淨，汗或灰塵殘留，會對皮膚造成刺激，也容易有金黃色葡萄球菌這類的細菌產生。因此一定要用潔膚劑洗澡。但要注意，不要使用會刺激皮膚的潔膚劑。皮膚為弱酸性，然而大部分的固體肥皂為鹼性，且可能含有會對皮膚造成刺激的刺激性介面活性劑。

沐浴乳

　　沐浴乳可以使用 pH 值介於四‧五～五‧五的弱酸性產品。香料可能會造成刺激，最好選擇低刺激性的無香味產品。

　　液態潔膚劑請用手充分搓揉起泡後使用，或是用擠出來直接就是泡沫的弱酸性泡沫潔膚劑，可以減少對皮膚的

刺激。偶爾會有人使用標榜手作的天然潔膚劑，但是沒有經過認證的天然物質，反而可能對皮膚造成刺激，請一定要仔細選擇經驗證的產品。

洗髮精與潤髮乳

　　洗髮精與潤髮乳一定要充分地沖洗乾淨。尤其是潤髮乳，質地滑溜溜的不易弄乾淨，更要多加注意。洗髮精少量使用，並用蓮蓬頭沖洗乾淨。潤髮乳最好不要碰到臉部或頭皮，主要使用在毛髮尾端。如果脖子與臉部持續出現溼疹，在洗澡前可以先單獨洗頭，讓頭髮不會碰到身體，洗好後再戴上浴帽洗澡。

　　因為頭髮刺激到脖子部分的皮膚，使異位性皮膚炎惡化的案例比想像要多。如果是男孩子，可以把頭髮剪短一點，女孩子也一樣，可以剪短髮或是綁起來，讓頭髮不會刺激到脖子與背部的皮膚。

溫泉浴與游泳，
正確了解後再去

　　溫泉，是從以前就盛行之恢復精力的傳統輔助療法。對於肌肉、骨骼方面的疾病或是釋放壓力有一定的幫助。一般不建議用較熱的水洗澡，但偶爾可以用自己感到舒適的高溫水來洗澡，可以幫助減少搔癢症狀，以及因過敏造成的壓力。

　　因地熱而生成的溫泉，各個地區所含有的離子成分不同。其中，含有錳離子與碘離子的酸性成分溫泉，有助於殺死金黃色葡萄球菌。含有鈣離子、鎂離子與硫磺的溫泉，則有助於皮膚表層恢復與保溼。除此之外，還含有多種的礦物質，可減少發炎物質的活性，使發炎狀況緩和。部分民眾對異位性皮膚炎有誤解，認為是具傳染性的皮膚疾病，而不敢一同入浴。異位性皮膚炎並不會傳染，請告知不了解的民眾，不需要擔心。

　　對於有過敏疾病的孩子來說，游泳本身是很好的運動。然而游泳池水裡的含氯消毒劑，可能會讓異位性皮膚炎惡化。去游泳池時，請一定要確認氯濃度是否過高。最

近，有些游泳池開始使用臭氧消毒機來取代氯，或是有所謂的親環境海水泳池，加入鹽，再透過電解來消毒。不管去哪一種游泳池，游泳後一定要使用弱酸性的潔膚劑充分地清洗，才不會讓消毒劑殘留在皮膚。

\ TIPS! /

預防過敏從洗手開始

　　如果有異位性皮膚炎，往往會因為搔癢症狀，而不知不覺地抓癢。再加上脆弱的皮膚容易感染，因此保持手部衛生非常重要。要養成外出後回家，或是手髒了就馬上洗手的習慣。單純用水洗，很難充分地洗乾淨，應用無刺激性的清潔劑洗乾淨，並一定要記得保溼。

　　指甲護理的部分也很重要。抓癢時容易造成皮膚受傷，所以要把指甲剪短，並磨掉尖銳的部分。

保溼竟然這麼重要！

　　近年來，異位性皮膚炎的患者很多，加上我自己本身就有過敏，在懷孕前就常常擔心，我的孩子會不會出現異位性皮膚炎。只要有異位性皮膚炎相關的學會講座，我都會很認真地去聽講。根據某位講者的講座內容，要控制住過敏，在生活中持續性地進行護理，比什麼都重要。一天擦五次的保溼，跟一天擦一次類固醇軟膏的效果差異不大。這讓我再次思考，原來在皮膚過敏的治療上，沒有比護理更好的藥了。針對小孩子建議一周使用一罐兩百毫升的乳液，並不只是著重在擦乳液這件事，而是要讓皮膚保持溼潤，做好保溼，充分地維持水分。重要程度不下於洗澡的，是快速地保溼。

　　這是為了不讓洗澡後，溼潤的皮膚水分流失，所以要盡快地覆蓋上一層東西。搔癢症狀嚴重的孩子，如果幫他充分地塗抹保溼劑，可以發現搔癢的症狀有明顯減輕，紅腫、龜裂、粗糙不平的皮膚狀況也會好轉。根據許多的相關研究證明，從小時候就開始進行充分地保溼，可有效預防、抑制異位性皮膚炎。父母有過敏疾病或是孩子本身有

食物過敏，這類出現異位性皮膚炎機率高的孩子，即使目前皮膚狀況沒有異常，建議也要養成保溼的習慣。

　　有些人會只塗在臉上、不塗臉而塗其他部位、只塗到耳朵前側，請均勻地將保溼劑塗抹全身，包含耳廓、耳朵後側及整個臉部。

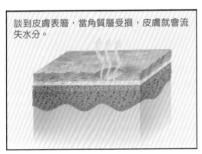

談到皮膚表層，當角質層受損，皮膚就會流失水分。

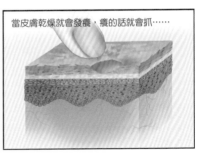

當皮膚乾燥就會發癢，癢的話就會抓……

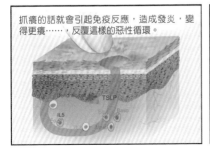

抓癢的話就會引起免疫反應，造成發炎，變得更癢……，反覆這樣的惡性循環。

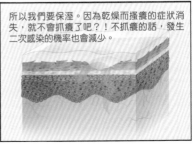

所以我們要保溼。因為乾燥而搔癢的症狀消失，就不會抓癢了吧？！不抓癢的話，發生二次感染的機率也會減少。

　　成人們的情況，保溼劑多半會分成塗抹在臉上與身體的。擦在臉上的，往往會使用含有美白或抗皺紋等等機能性的成分。然而可以使用相同的保溼劑，擦在臉與身體。尤其是患有異位性皮膚炎的孩子，請使用含有充足神經醯胺（Ceramide）的低刺激性保溼劑，充分地塗抹在臉與身體。

──── \ TIPS! / ────

保溼劑的類型

　　保溼劑有乳液、乳霜、油、軟膏等多樣化類型。

　　乳液含水量較多，可以輕易地塗抹使用。然而缺點是保溼力較弱，很快就會變乾燥。乳液在不會太乾燥的夏天常常使用，並多用於身體大範圍的部位。然而隨著天氣開始變冷，僅使用乳液可能會不夠。

　　乳霜比起乳液，油的含量較多，感覺比較稠，但是保溼力勝過乳液。因此，除了夏天外，一般建議使用乳霜型的保溼劑。

　　乳霜中，油成分更多的類型為乳膏（Balm），比乳霜更加黏稠。保溼力強，優點在於即使在冬天也可以長時間維持溼潤。如果孩子不喜歡擦保溼劑，或是不方便常常補擦時，可以在天氣乾燥的秋天與冬天，使用乳膏型的保溼劑。

　　不過，若皮膚有流組織液，黏稠的保溼劑可能會使皮膚狀況惡化，建議使用清爽的乳液型保溼劑。

保溼劑用法不同，
會造成效果上的差異

　　在洗澡後三分鐘之內，身上的水氣乾掉前，充分地保溼是很重要的。不只是洗澡後擦一次保溼劑就好，一般建議每天在全身擦兩次以上。特別乾燥的部分，一天擦五次左右會有幫助。一般人一天洗一次澡，除了洗澡時候之外，在沒有洗澡的狀態下直接擦保溼劑就可以了。不過，若是流了很多汗、沾到食物或灰塵而有髒汙時，建議先用水輕輕擦洗後再進行保溼。

　　保溼劑不要省，最好取充分的量，大量地塗抹。有些父母會想著要一次幫孩子做足保溼，而把各種類型的產品層層擦上。但如果像這樣一次擦上各種多樣化的產品，不只是無法知道哪一個適合孩子的皮膚，萬一有其中一樣不適合，也很難期待皮膚狀態會有所好轉。

　　因此，比起一次擦很多種產品，選定一種常常擦更好。

　　一般來說，保溼劑小孩子一周用兩百毫升，成人用

五百毫升，有助於使異位性皮膚炎情況好轉。

　　與其省著使用評價好的高價保溼劑，不如多買一些適合孩子，且價格比較低廉的保溼劑放在各處，常常拿起來擦，效果會更好。還在包尿布的孩子，可以把保溼劑跟尿布放在一起，每次換尿布時就會想到，更頻繁地幫孩子擦。

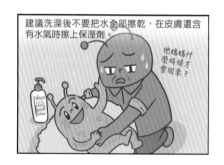

醫生媽媽選擇
好用保溼劑的方法

　　市售的保溼劑非常多種。因為種類多，我常聽到有父母一次買三、四種保溼劑，替換著擦。然而一次使用多種的產品，會無法區分哪一些是適合、哪一些不適合孩子的。有很多的父母會請我推薦保溼劑，然而最適合自己孩子的保溼劑，要用過才知道。因為我們無法保證，其他人說好的，對自己的孩子一定好。

　　如果孩子的皮膚屬於敏感型，在換保溼劑時必須謹慎行事。如果從一開始就塗抹在全身，造成接觸性皮膚炎的話，可能會變得很不好處理。最好一開始只擦一些保溼劑，觀察皮膚的反應。在肚子、大腿內側、耳朵下方……等等較不顯眼的部位，同一位置一天擦兩至三次，並持續幾天。

　　如果沒有出現癢、變紅或是起疹子的症狀，這個產品就不會引起孩子的接觸性皮膚炎。用這樣的方式測試，如果沒有問題，就可以擦在孩子身上。

　　有異位性皮膚炎的話，皮膚很容易就會受到刺激。即使產品說明寫得成分有多純粹，都不能就此放心。皮膚如

果沒有變紅、粗糙不平，但擦上去時覺得刺痛、熱，會導致神經變得敏感。或是感覺太黏膩、不舒服，也最好不要使用該產品。因為保溼必須一天做很多次，如果不喜歡保溼劑的感覺，就可能會難以養成每天多次保溼的習慣。

有些人會選擇使用自製的天然保溼劑，然而天然物質一樣可能引起接觸性皮膚炎，使用時必須注意。舉例來說，大家所熟悉的蘆薈，其中也含有不好的成分。製作天然保溼劑時，如果沒有去除可能會造成問題的成分，就可能會引起接觸性皮膚炎，一定要特別注意。

我個人比較偏好知名品牌的產品。

當然也有技術優良、產品很棒的小品牌，若產品的效果特別地好，使用前最好仔細地確認成分。之前在韓國的媽媽界引起旋風的一款保溼劑，其實裡面含有類固醇成分。媽媽們不知道該產品含有類固醇，長期幫孩子擦在全身，導致產生副作用，引起了不小的風波。

請選擇含有神經醯胺等皮膚脂質成分的產品。使用吸收快速的產品時，不會有滑、黏膩感，讓皮膚維持溼潤。最好選擇盡可能排除會誘發皮膚刺激的成分，即使敏感膚質也能安心使用的產品。建議可以買大容量的產品來使用，容量太小的產品，往往很快就會用完，容易會有省著使用的心態，反而不好使用。

認識皮膚表層

皮膚從外部保護我們的身體，起到屏障的作用，所以又稱為皮膚屏障。就像建造牆壁時，先將磚頭一塊一塊堆上後再塗上水泥，維持牆壁堅固不倒；我們的皮膚屏障，也是由角質細胞像磚塊一樣一塊一塊堆上，再以脂質堅固地連結起來。脂質的代表性組成成分有神經醯胺、膽固醇、自由脂肪酸等等。

一般的保溼劑廣告中，常會強調含有神經醯胺吧？神經醯胺重要的原因，在於它是皮膚表層的組成成分。但是，若形成皮膚表層的基因發生突變，皮膚表層就可能無法發揮它原有的作用。

研究指出，在這樣的情況下，就可能容易產生異位性皮膚炎。這是因為角質細胞就像倒下的磚頭，使皮膚變得粗糙不平。皮膚表層無法防止皮膚內的水分流出，使皮膚更容易乾燥。保護皮膚的屏障若不堅固，保護層的機能就會低落。這樣一來，外部的誘發過敏物質就容易進入體內，使得過敏症狀更嚴重。不只如此，比起正常皮膚來說，更容易使病毒

或細菌入侵，容易感染。因此，在治療異位性皮膚炎時，會
特別將重點放在補充這類脂質組成成分。

什麼是生理性
脂質複合物？

　　有異位性皮膚炎的病患，保護皮膚的保護層結構與功能已處於受損狀態。比起正常皮膚，水分更快流失、更輕易變乾燥。乾燥皮膚通常會伴隨搔癢症，會更常抓癢。抓癢不只是會讓皮膚受損更嚴重，受損的皮膚也更容易讓細菌入侵，造成感染。正因如此，更加凸顯了皮膚保護層的重要性。

　　目前開發了許多含有神經醯胺的保溼劑。好的保溼劑大多會在廣告文宣中強調這項成分，所以大家應該有聽過。神經醯胺是形成角質層很重要的成分，扮演幫助防止細菌入侵、傷口恢復的重要角色。

　　膽固醇與自由脂肪酸為脂質成分。可以讓皮膚柔軟，並保護角質細胞不會掉落。研究發現，與其單獨使用神經醯胺，混用一定比例的膽固醇與自由脂肪酸，可以使皮膚保護層明顯恢復。學界也針對此，研究如何補足該組成成分。

　　這樣子研發出來的生理性脂質複合物，進一步研發成

不含膽固醇的治療劑。異位性皮膚炎患者，一天擦兩次，持續使用下，即使不另外使用膽固醇，多半也能得到類似的效果。在國外，有時候也會以生理性脂質複合物當作首次治療劑，在膽固醇前使用。我也是依照這樣的順序，不嚴重的異位性皮膚炎會先處以生理性脂質複合物。

生理性脂質複合物的另一個用途，則是在使用膽固醇製劑一段時間後，打算慢慢停用時的替代藥。性質容易塗抹，不需要塗很厚，只要擦薄薄一層就好。一次擦的量大概是成人大拇指指甲大小，可以擦孩子整個臉，然而保溼力並不充足。因此，比起單獨使用，先擦上生理性脂質複合物後，再多擦上一層保溼劑，效果較好。

生理性脂質複合物優點在於，它與類固醇不同，並不是藥，所以長期使用也沒有問題。

先天連結角質細胞的脂質不足的孩子，只使用生理性脂質複合物，就可以有很明顯的效果。它是受到認可之創傷被覆劑，供應急使用，是醫院可以開立處方的產品。

Chapter 7

健康機能
食品

幫助鈣質吸收的維他命D，
也能對抗異位性皮膚炎；
月見草油可以讓皮膚變柔軟；
世界過敏組織建議，
出現過敏機率高的嬰幼兒，
為了預防溼疹，可以使用益生菌。

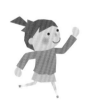

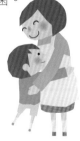

健康的腸道，
是孩子免疫的基礎

　　一般父母最常餵給孩子吃的營養劑，是整腸劑，也叫做乳酸菌。一般會餵整腸劑，大多是因為便祕，然而整腸劑對便祕的效果可能不如想像得大，反而是腹瀉時效果更好。另外，有些父母會想著要替孩子補充乳酸菌，而給養樂多或是優格，然而大部分的產品中，有效菌數並不夠，且糖分過高。若孩子對牛奶過敏，這類的乳製品可能會讓症狀更嚴重。

　　最近開始會聽到「腸道是第二個腦」、「七十％的免疫細胞在腸道」這類的文宣，顯示大眾開始注重腸道的健康，整腸劑對於免疫、過敏、腸道健康都有幫助。

　　選擇整腸劑時，建議要選好的充分菌種量，且要含有整腸劑的食物——益菌生（Prebiotics）的產品。此外，建議選擇經過臨床實驗，在效果與安全上都經過驗證的產品。未滿六個月的孩子，使用經認證新生兒專用的乳酸菌是很安全的。每個人會有自己適合的產品，可以餵孩子不同種類的整腸劑，找出最適合孩子的產品。

　　整腸劑的種類非常地多樣。比起單純看菌的數量，菌的組成更重要。有分為一般型，還有加強特定功效的。舉例來說，有針對如腹瀉、腸炎、感冒、中耳炎等等，增強免疫力的產品，以及針對異位性皮膚炎等皮膚狀況的產品。

　　世界過敏組織（WAO）建議，若父母或兄弟姊妹患有過敏性鼻炎、氣喘、溼疹、食物過敏，出現過敏機率高的嬰幼兒，為了預防溼疹，可以使用益生菌。因為益生菌可以對腸內菌叢之免疫及發炎症狀反應產生作用，調節過敏與發炎症狀。將與免疫機能相關的鼠李糖乳桿菌（Lactobacillus rhamnosus）菌株以及乳酸菌的食物——益菌生一起吃下，患有過敏的小孩子，症狀可望減輕。為了預防，建議從懷孕後半期開始吃益生菌，並持續至孩子出生後六個月為止。

　　這類的整腸劑產品，雖然不是過敏的根本型治療劑，但可改善腸內的菌叢，並調節免疫及發炎反應，若持續使用，可改善並預防過敏症狀。整腸劑會與排泄物一同排出體外，若想要整腸劑長期在大腸內發揮作用，建議在服用期間，每天持續攝取。

月見草油
讓皮膚變柔軟

　　月見草油含有大量的必需脂肪酸之一，γ 次亞麻油酸（GLA，Gamma Linolenic acid）。可使血液中膽固醇降低、血液循環順暢的 γ 次亞麻油酸，是 Omega-6 脂肪酸的一種，是人體的必需脂肪酸。然而人體無法合成必需脂肪酸，一定要從食物中攝取。除了對於糖尿病這類的成人病、類風溼性關節炎之類的慢性疾病有幫助外，亦可緩和更年期症狀。不僅如此，對於異位性皮膚炎也有很好的效果。異位性皮膚炎的患者相較於一般人，血液中的 γ 次亞麻油酸濃度較低，因為補充 γ 次亞麻油酸，有助於從根本上治療異位性皮膚炎。比起現有的類固醇及抗組織胺，優點是幾乎沒有副作用，即便是小孩子，長期服用也不會造成負擔。

　　再怎麼說，月見草油並不是藥，不會因為吃個幾次就有明顯的治療效果，然而如果持續服用，搔癢症狀多少會減緩。當有異位性皮膚炎，抓癢會刺激皮膚導致感染，使皮膚狀況更糟，因此不抓癢是很重要的。針對會抓癢的孩

子，一開始先給抗組織胺類的藥物，接著再給月見草油長期服用。另外，針對溼疹嚴重的部位，可以把月見草油與乳霜混合後塗抹。月見草油在一般的健康機能食品商店都可以買到。

月見草油，一般是裝在膠囊裡。小孩子無法順利吞下，可以將膠囊頂部剪開，擠出月見草油餵給孩子。雖然建議是一天兩次，上午與下午各一次，但若是忘記、無法按時吃的話，可以在晚上一次餵孩子吃兩顆的劑量。如果孩子不能接受單吃油，可以混入食物當中。要注意的是，若在高溫下長期烹調，油中的營養成分可能會被破壞，建議加入沙拉或是已烹調完成的食物中食用。

保持水分的玻尿酸

　　若全身的乾燥症狀嚴重，只靠喝水無法充分供給皮膚水分的話，可以嘗試使用玻尿酸（Hyaluronic acid）。玻尿酸是一公克相當於含有六公升水，具有強大的保溼力、黏性與彈性的物質。玻尿酸是存在於人體內的物質，會隨著年齡增長而減少。當玻尿酸流失，皮膚會變得乾燥，產生皺紋。玻尿酸可使皮膚維持高度保溼狀態，在關節中可起到潤滑與減緩衝擊作用，常用於注射入關節、皮膚。除此之外，玻尿酸也大量存在於皮膚、子宮、關節、眼睛、大腦、心臟、動脈、腎臟，可固定細胞使其維持一定的型態。在細胞分裂時，玻尿酸負責搬運並維持必要的水分與電解質。

　　保溼層受到破壞的異位性皮膚炎患者，受皮膚乾燥、嚴重搔癢與發炎症狀所苦。這時若補充玻尿酸，可以使皮膚維持溼潤、健康。

　　我服務的醫院使用的玻尿酸，不是人工合成的物質，而是天然的玻尿酸。受限於價格較高，較不容易建議病人使用，但若是病人對於其他治療效果不明顯、全身乾燥症

狀嚴重時，使用天然玻尿酸，可使皮膚保溼能力恢復、搔
癢症狀減輕，抓癢的次數也可減少。這樣一來，因抓癢造
成的傷口、感染情形減少，皮膚狀況可望明顯轉佳。

維他命D也能對抗異位性皮膚炎

　　維他命 D 是近期最熱門的維他命之一。維他命 D 可以幫助鈣質吸收，是讓骨頭堅固的必要營養素。如果營養素不足，骨頭就可能會畸形，得軟骨症。當然，不一定會變成軟骨症，但在骨頭應該堅固的成長期，如果維他命 D 不足，可能會對成長造成不良的影響。充分地曬太陽，身體就會合成維他命 D，然而有報告指出，嬰幼兒若暴露在強烈的陽光下，年老後發生皮膚癌的機率將會提高。不建議讓未滿六個月的嬰幼兒過度曝曬陽光，六個月以上的孩子則建議充分塗抹防曬乳。

　　因此在美國，建議從出了婦產科後開始，就讓孩子補充維他命 D。

　　最近的配方奶粉，大部分都是加強維他命 D 配方的產品，因此不喝母乳，一天喝配方奶八百毫升以上的孩子，不需另外補充維他命 D。然而，雖然母乳對孩子來說是非

常優良的營養供給源，可惜維他命 D 卻是不足的。因此喝母乳的孩子，建議補充維他命 D。有人可能會覺得配方奶似乎更優秀，但是母乳中含有許多配方奶中沒有，也無法另外補充的成分。除此之外，母乳還有許多優點，所以建議在餵母乳的基礎上，再另行補充維他命 D。

　　母乳媽媽在餵母乳期間，體內的鈣質會流失。有些人會另外吃鈣質補充劑，不過從牛奶、乾燥蝦米、小魚乾類的食品中來攝取更好。可以多吃鈣含量高的食物，另外再補充維他命 D。不愛喝牛奶的人，可以將小魚乾磨成粉，代替鹽巴使用，這樣一來就能更常補充鈣質。喝用小魚乾熬煮的高湯並沒有什麼作用，所以一定要吃小魚乾本體才行。在近期許多研究報告中指出，維他命 D 對於成長、預防各種成人疾病、癌症，以及提升免疫力上，都有幫助，是成人也不可或缺的營養素。大部分女性從事太少戶外活動，維他命 D 不足的情形十分嚴重。建議全家人一起補充維他命 D，特別是在穿著長袖長褲的春天、秋天、冬天，更是要記得攝取。

　　有研究以韓國十二個月以上至十九歲以下的幼兒與青少年為對象，發現維他命 D 不足，即使不會直接誘發異位性皮膚炎，也是讓異位性皮膚炎症狀更加惡化的原因之一。

　　維他命 D 會引導負責皮膚屏障功能之角質細胞相關的蛋白質基因，促進抗菌物質的基因表現。因此，維他命 D 與異位性皮膚炎具有重要關係。

　　另外，雖然是針對蒙古的孩子所進行的研究，但結果顯示，在冬天，給有異位性皮膚炎的孩子吃維他命 D，異位性皮膚炎的症狀有所改善。除此之外，前面章節有介紹，

引起皮膚感染的主要因素之金黃色葡萄球菌，也與維他命D有關。當血液中的維他命D濃度愈低，金黃色葡萄球菌的皮膚菌落之危險性就愈高。患有異位性皮膚炎的孩子當中，部分對牛奶過敏的孩子，因為無法喝牛奶，缺乏鈣質與維他命D的情形很常見，更要特別注意補充維他命D。

與骨頭健康相關的維他命D，與異位性皮膚炎也有關聯，因此更需要補充維他命D。不過維他命D為脂溶性，與食物一起服用可以提高吸收率，建議可以在吃飯時一起服用。

若使用親餵母乳方式，可以一天一次，在餵奶前在乳頭上滴一滴補充劑，讓孩子一起吃下。等到孩子稍大，可以加一滴在副食品或飯裡，讓孩子一起吃下。

偶爾會聽到父母說，自己的孩子經常從事戶外活動，然而要合成充分的維他命D，需要將皮膚都顯露在外。因此，在穿長袖長褲的春天、秋天、冬天，即使從事許多戶外活動，建議還是要另外補充維他命D。

Chapter 8

環境管理

家裡的塵蟎是使異位性皮膚炎
惡化的原因之一。家裡有過敏患者時，
環境衛生、清除塵蟎是非常重要的。
另外，細懸浮微粒不只對氣喘有影響，
對異位性皮膚炎也有害，
出門一定要戴口罩。

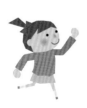

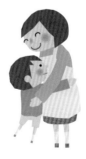

家裡的塵蟎、
棉被也可能是過敏原！

案例 CASE

　　每到季節變化，整理衣服的時候，靜恩總是叫苦連天。拿出放了好一陣子的衣服要整理，只要一打開衣櫃抽屜，老公就開始流眼淚、流鼻水、打噴嚏。無可奈何地，靜恩只好一個人整理全家人的衣服。一開始只有夫妻兩人時，這並不是一件那麼辛苦的事，然而隨著孩子出生，生活愈來愈忙碌，要做的事情已經很多了，還得整理老公的衣服，靜恩忍不住就變得神經質。不只是這樣，臥室裡的棉被，只要稍有疏忽，沒有清洗，老公就會一直打噴嚏。職業婦女靜恩，連假日都無法好好休息，家事對她來說，是愈來愈費力了。

　　應該有很多讀者有聽說過，孩子患有異位性皮膚炎的家庭，棉被的清潔、整理特別重要。我家也一樣，每天早上都會把大大的棉被晾在陽台的晾乾架上，讓太陽曬一曬。

　　引起過敏性鼻炎最常見的原因之一，正是家裡的塵蟎。過敏較嚴重的情況，是每次季節變換整理衣物時，就會打噴嚏與流鼻水。有位跟我一起共事的醫生，偶爾遇上孩子穿著沒抖掉灰塵的冬天大衣來看診時，就會流鼻水、打噴嚏，十分痛苦。家裡的塵蟎也是使異位性皮膚炎惡化的原因之一。正因如此，家裡有過敏患者時，注重環境、清除塵蟎是非常重要的。

　　家裡的塵蟎，在溫度介於二十五～三十度，溼度在六十％以上的環境中，特別容易生長。令人遺憾的是，這個溫度恰巧也是最適合人類居住的環境。總不能為了消除家裡的塵蟎，讓人受寒吧！只要讓溼度維持在不高的程度，就可以達到消除塵蟎的效果。最近的窗戶密閉功能很完善，容易讓室內的溼度升高。

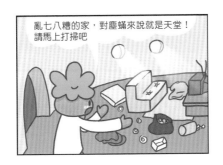

　　因此，最好打開窗戶，讓空氣流通。溫度維持在不會太熱的二十五度以下，溼度則維持在不會太乾燥、也不會太潮溼的四十五％左右比較好。

　　除此之外，對塵蟎來說，能夠躲藏的空間很重要。它們喜歡待在棉被、沙發、堆積的衣物中。尤其是附有皮屑、汗垢這類的話，它們繁殖得更旺盛，所以睡覺前洗澡是很重要的。床墊、棉被建議最好每週一次，用六十度以上的熱水清洗，再使用有高效濾網（Hepa Filter）的真空吸塵器每天除塵，並經常拿出來曬太陽。

　　維持清潔比想像要難，要把洗好厚重的棉被、被單拿出來、攤開、甩動，身體一下就累了。比起難搬動的厚重棉被，選擇容易清洗、曬乾的輕型棉被，有利於異位性皮膚炎的護理。最近市面上還有防止塵蟎的寢具，選擇這類型的產品也有助於異位性皮膚炎護理。

　　枕頭也很重要，枕頭套也要常常清洗。另外，枕頭建議選擇整體容易清洗、輕盈、通風的類型。若是內部塞穀物類的枕頭（小米枕頭、綠豆枕頭），不能用熱水清洗，因為會把穀物煮熟。

　　地毯、布製的沙發、窗簾也是適合塵蟎生長的棲息地，建議最好不要使用地毯。孩子還小時，可以選擇能輕易用抹布擦拭的巧拼，來取代地毯；用水可擦洗的捲簾來取代窗簾。最近有很多店家，可以用孩子的照片客製化成捲簾。

　　這樣子裝飾起來，整個家裡也會看起來更明亮，可說是一舉兩得。

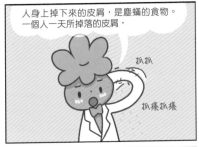

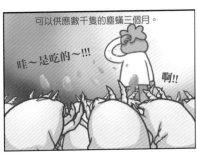

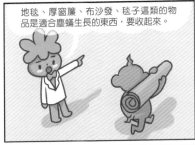

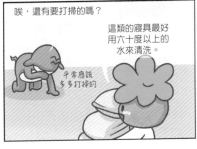

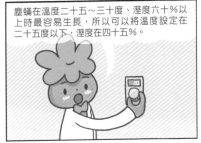

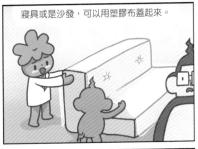

　　把衣服堆在衣櫃裡，也會讓塵蟎堆積。層層堆疊的衣服之間、衣櫃角落都很容易堆積灰塵。如果可以另外設計衣帽間是最好的，但若是狀況不允許，可以設置貼牆衣櫃，用衣架把衣服掛起來，常保通風。

注意被汙染的環境

案例 CASE

　　珠妍直到五歲前，都是個沒有異位性皮膚炎的孩子。偶爾皮膚會發炎起小疹子，只要抹點乳霜就會好了，但是這一次卻突然全身起疹子。白嫩的臉蛋變得粗糙、發紅。全身發癢，大腿與手臂因為過度抓癢，還流血出現結痂。一開始帶她去醫院時，以為只要擦類固醇就會好了，沒有想太多，然而症狀卻愈來愈嚴重。珠妍從小皮膚不曾有大問題、甚至不曾擦過類固醇，然而小兒科醫生在看了她的狀況後，卻建議去大醫院檢查看看。

　　皮膚起疹子，是在搬家後開始的。因為是老房子，要整修的地方很多，進行了新的修繕工程、貼壁紙、粉刷油漆。以防萬一，特意加熱換氣持續了兩週多，然而看來有害物質卻無法輕易排除。

　　上述案例中，珠妍直到去了蔚山外婆家後，皮膚情況才變好。

　　有愈來愈多案例顯示，異位性皮膚炎與環境賀爾蒙有密切的關聯。像是常聽到的病態建築症候群（又稱新屋症候群，Sick Building Syndrome），當搬到新建築物時，症狀突然變嚴重，因為建築材料釋放出了各種有害物質。即使不是新建築，新買的家具、壁紙、油漆都可能會使皮膚惡化。油漆、防腐劑、隔熱材料、蠟……等等各式各樣的化學物質是主因。

　　若患有異位性皮膚炎或是其他過敏疾病，最好盡量避免搬入新建築。曾經有病患經過治療後，情況好轉，但自從公司搬到新建築後，症狀再次惡化，甚至請病假再次來進行治療。

　　不只是新建築會造成問題，新裝潢也會。要使用親環境的材料，並讓環境保持充分地通風。使用新家具時也要多多注意，選擇購買已經展示過一陣子的家具，而不是工廠製作完成後直接宅配的，也是一種方法。

加熱換氣

　　若在不得已的情況下，必須搬入新建築或是新裝潢時，加熱換氣可有助於使化學物質排出。

　　要使用加熱換氣（Bake out），必須將門窗關閉七～九小時（冬天十～十二小時）以上，並啟動暖氣，使室內溫度維持在三十五～四十度，這樣一來堆積的各種汙染物質

就可以一次排出。同時，必須將家具的抽屜與門都打開，家具內部的汙染物質才能一起排出。在進行加熱換氣的期間，一定要記得不可以待在家裡。待加熱換氣結束後，再進入室內，將所有的門窗打開通風一小時以上。在進入室內前，請一定要戴上防止粉塵的拋棄式口罩。以上的步驟進行四～五次，室內的汙染物質就可大量排出了。

　　我在第二胎準備出生時，搬進了新裝潢的家裡。這樣的環境不只對孕婦，對孩子也不好，所以我暫時回娘家，在新家進行了加熱換氣。如果家裡的暖氣是獨立的，就比較容易調節溫度，但是我的新家是中央空調，無法提高溫度，很難進行加熱換氣。沒有其他選擇之下，我將家裡所有的暖爐、暖氣家具都打開，讓室內溫度提高。中央空調式的公寓，要進行充分加熱換氣較困難，因此最好將換氣的時間拉長，較有幫助。

新車症候群

　　搭新車時，車裡總是會有不好聞的味道吧！將車窗關上，長時間坐在車內，就可能會像進入新建築中一樣，感覺到胃不舒服、頭痛，或是出現過敏反應，這是因為新車症候群跟新屋症候群一樣，車子裡也有很多的有害物質，舉例來說像是汽車的內裝漆料、接著劑、塗裝劑……等等。有些人會擔心車子出現刮痕，而不拆掉塑膠包膜，但是我建議最好盡快拆掉。並將車裡的墊子都拿出來，放在空氣流通的地方。就像進入新家時一樣，最好將汽車的車窗、車門全都關上後，打開暖氣使溫度上升，進行加熱換氣。

夏季最大的敵人：黴菌

　　黴菌是塵蟎的食物，且黴菌本身也會引起過敏反應，因此處理黴菌很重要。黴菌也跟塵蟎一樣，溼度高的話就容易繁殖，因此在夏天梅雨季節容易變得嚴重，平常只要多注意通風就夠了。但如果是不太通風，或是平常溼度比較高的地方，也可以使用除溼機、通風機、空氣清淨機。浴室、倉庫、陽台、窗戶縫隙、冰箱等等的地方容易長黴菌，要特別注意，清掃乾淨。

　　預防黴菌生長固然很重要，但若已經有黴菌了，去除黴菌也很重要。如果直接用抹布擦，可能會讓黴菌生長更嚴重，所以要先使用黴菌去除劑。

　　在使用黴菌去除劑的時候，要戴上橡膠手套，盡量不沾到皮膚比較安全。另外，也要戴上口罩，避免鼻子吸入過多的清潔劑。一定要打開窗戶讓空氣流通，在通風的環境下使用。

細懸浮微粒，
對過敏也有害

　　患有異位性皮膚炎的孩子們，多半也有氣喘。氣喘會因為多種原因而導致症狀加劇，細懸浮微粒與超細懸浮微粒正是其中之一。同時患有氣喘與異位性皮膚炎的孩子，特別容易因為細懸浮微粒使氣喘情形變嚴重。因此近期以來，幼稚園及學校紛紛禁止在沙塵暴或霧霾嚴重時在室外活動，或是縮減上課時間。若本身體質對細懸浮微粒過敏因而缺課，在出缺席上不會記為無端曠課。

　　細懸浮微粒不只對氣喘有影響，對異位性皮膚炎也有影響，因細懸浮微粒堆積在皮膚表層，進而刺激皮膚內部。除此之外，大氣重金屬與環境荷爾蒙也可能從皮膚入侵，更是危險。

　　這些有害物質可能堵塞住毛孔，使得體內廢物無法排出，導致發炎症狀更加嚴重。

對付細懸浮微粒

　　豬肉的脂肪可以幫助排出細懸浮微粒與沙塵，是未經考據的說法，常常喝水是比較正確的做法。充分攝取水分，使呼吸道保持溼潤，黏液可包住沙塵或細懸浮微粒等的有害物質，再排出體外。

　　抗氧化維他命──維他命 C，有助於身體恢復。請多多餵孩子吃含有維他命 C 的蔬菜與水果。市售的維他命 C 錠對孩子來說太酸，而維他命 C 糖果則是添加了太多的糖，甜味很重。

　　灰塵與汗，可能會更刺激皮膚，沙塵與細懸浮微粒也一樣會刺激皮膚。所以每天洗澡是很重要的。

　　孩子外出回到家後，一定要讓他們洗臉、洗手、刷牙。沙塵暴或霧霾嚴重的日子，最好一回家後就洗澡。

　　運動的時候，呼吸會加快。跑步時候的呼吸量，是平常靜止時刻的兩倍以上。呼吸量增加，吸入的細懸浮微粒當然也增加了。霧霾嚴重的日子裡，盡量不要外出很重要，但若不得已必須出門，要盡量讓孩子不要奔跑，慢慢地走。有很

多孩子會習慣用嘴巴呼吸，要盡量提醒他們用鼻子呼吸。鼻子裡的鼻毛與鼻水，可以幫助過濾細懸浮微粒。

　　如果是願意配合的孩子，在外出回家後，可以用食鹽水清洗鼻子。清洗鼻子不只可以洗掉沙塵、細懸浮微粒之類的汙染物質，也可以洗掉引起發炎症狀的物質，使得鼻塞的症狀獲得改善，呼吸更順暢。在洗鼻器中放入水與洗鼻粉後使用，或是放入生理食鹽水也可以。要注意，若水溫太冷鼻子可能會痛，應使用溫水。

　　若不方便這樣子清洗鼻子，用生理食鹽水噴灑在鼻子裡，多少也會有幫助。生理食鹽水很容易被汙染，最好用小容器分裝使用。

　　最近市面上出現，使用殺菌容器裝有海水的噴霧型產品，內容物不易被汙染，可以在一般藥局購買使用。這類的產品，食鹽水中不只含有氯化鈉，還有鈣、鎂等的礦物質成分，用在鼻子時，可以活化鼻內黏膜的纖毛運動，減輕發炎反應，有助於提升鼻子功能。

　　食物也可能會被沙塵或細懸浮微粒汙染。沙塵暴嚴重的日子，盡量不要買路邊小吃，魚類、水果、蔬菜也要用流動水洗乾淨後再吃。

管理室內的細懸浮微粒

通風

　　當有霧霾或是沙塵暴時，最重要的是將門窗緊閉，讓沙塵不會進到屋內。不過，即使是有沙塵暴，也必須定期讓室內通風，因為啟動電子產品可能會噴出灰塵，且建築、家具、生活用品也會釋放環境荷爾蒙，還有做料理時也會產生很多的細懸浮微粒。這麼多的汙染物質堆積在家裡面的話，室內的空氣反而可能比外面的空氣更糟糕。

　　通風一般約三十分鐘即可，但若是有霧霾或沙塵暴的時候，則縮短在五分鐘左右即可。一般來說，一天當中的下午一～三點時，細懸浮微粒的濃度相對較低，可以利用這段時間來通風。

　　進行通風的時候，若配合使用加溼器，並將強度提升，沙塵與灰塵可與水結合，掉落在地板。若沒有加溼器，使用噴霧灑水也可以達到一樣的效果，再以抹布擦拭掉落的沙塵、灰塵。

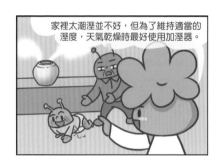

家裡太潮溼並不好，但為了維持適當的溼度，天氣乾燥時最好使用加溼器。

打掃

　　打掃也非常重要。若家裡堆積了很多灰塵，隨著人走動、活動，灰塵就會揚起，尤其是家裡有會跑來跑去的孩子，情況會更加嚴重。要將娃娃、棉被之類的物品整理收好，避免踩到讓灰塵滿天飛。另外，最好不要使用會有許多灰塵與蟎蟲的地毯。

　　使用吸塵器後，要再用抹布擦拭地板，才能去除灰塵。冷氣、加溼器、空氣清淨機這類用來循環空氣的家電產品，也必須定期清洗。

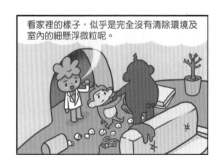

看家裡的樣子，似乎是完全沒有清除環境及室內的細懸浮微粒呢。

料理

　　料理的時候，細懸浮微粒的數值會暫時升高。若家中使用自動偵測型的空氣清淨機，在料理時應該有注意到，空氣清淨機突然聲音變大、快速運轉，尤其是炸或烤東西時最嚴重。不只是烤肉，當食物燒焦的時候，產生最多的細懸浮微粒，一定要特別注意。一般來說，這些時候室內空氣的細懸浮微粒濃度，要比戶外的濃度更高。所以，一定要記得打開抽風機抽煙霧，並在料理途中，盡量打開窗戶，保持通風。在料理結束後，請關上門窗，打開空氣清淨機。若是沙塵暴嚴重，料理時無法打開窗戶保持通風，請一定要打開抽風機，並盡量不要煎、炸，改用煮、蒸的烹調方式。除此之外，使用電爐，好過於使用時會產生許多有害物質的瓦斯爐。

空氣清淨機

　　在室內使用空氣清淨機是很好的。一般的空氣清淨機分別有過濾大灰塵的濾網、去除異味及有害氣體的碳濾網，以及過濾細懸浮微粒及超細懸浮微粒的高效濾網。

　　在選購空氣清淨機時，要仔細比較其中的各種濾網性能，尤其要注意，是否有可過濾超細懸浮微粒的高效濾網。此外，要記得按時更換濾網，不超過濾網的更換期限。若長期沒有更換濾網，空氣清淨機的效能就會打折扣。開著窗戶的同時打開空氣清淨機，是沒有意義的。在開窗通風的時候，先暫時關掉空氣清淨機，等門窗都關上後再打開。

外出的時候
一定要戴口罩

　　口罩請不要用一般的棉布口罩，請選擇不織布材質的拋棄式防沙塵口罩。防沙塵口罩可過濾沙塵、細懸浮微粒，以及超細懸浮微粒，這是因為它不同於一般口罩，含有靜電濾網。在購買口罩時，請一定要再次確認，是否有標示阻擋細懸浮微粒的功用。

　　即使購買了好的口罩，若使用不當，口罩的功能也會無法發揮。一般來說，口罩的尺寸不對，是最容易使口罩無法發揮功能。若使用過大的口罩，無法緊貼臉部，空氣從四面八方進入。要幫孩子戴上大小剛好的口罩，如果太大，可以將耳部的鬆緊帶再多綁一次，調整鬆緊。或是選擇可以用繩子輕鬆調整大小的產品。

　　偶爾會有一些孩子，把口罩戴在鼻子下方，只遮住嘴巴。一定要告訴孩子，口罩必須把鼻子跟嘴巴都遮住。如果鼻子跟臉頰之間的空間較大，空氣就會從這裡流入。務必要把口罩上方用來固定的鐵絲，貼合鼻子，讓空氣不會從空隙流入，最後再用雙手將口罩貼緊孩子的臉戴上。

使用口罩時的檢查事項

☐ 選擇阻塵效率在九十％以上的口罩。

☐ 鼻子與嘴巴都有覆蓋住嗎？

☐ 口罩大小是否調整到符合臉的大小了呢？

☐ 鼻子上方的固定鐵絲壓緊了嗎？

☐ 用雙手將口罩貼緊臉部了嗎？

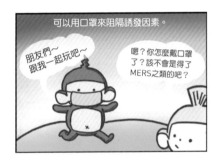

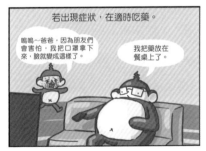

可以養寵物嗎？

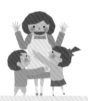

案例 CASE

　　在三年前，美英因為孩子不停地要求下，領養了一隻貓咪。一開始她也覺得，貓咪很高傲。但是就像所有養貓的執事們一樣，漸漸陷入了貓咪的魅力之中。跟吵鬧又不聽話的孩子比起來，貓咪安靜又冷靜的樣子十分可愛。但不知道從什麼時候開始，美英開始有鼻炎症狀，只要一回到家，就開始流鼻水。幫貓咪梳毛的日子，流鼻水、打噴嚏的情況更是嚴重。雖然隱隱約約覺得自己是對貓毛過敏，但又無法因此送走如此可愛的貓咪。

　　最近比起稱呼「寵物」，更喜歡用「伴侶動物」來稱呼。這是因為現代人的想法不再像以前，把動物視為玩具般的存在，而是將動物視為與人類緊密生活的伴侶。

　　在這樣的觀念下，即使懷孕或是家裡有小孩，也不太會將原本養的動物送養。

　　根據衛生理論報告，孩子與伴侶動物一起生活，反而可以降低出現異位性皮膚炎的機率。雖然如此，但若原本就已經出現異位性皮膚炎了，就要好好思考與動物一起生活這件事。若孩子對動物毛過敏，跟動物一起生活，可能會使異位性皮膚炎惡化，這樣一來，孩子的異位性皮膚炎將無法治癒。

　　即使孩子沒有直接對動物毛過敏，也不能就此安心。在動物換毛的時期，四處飛散的毛、排泄物、微生物……等等，也可能會對皮膚或黏膜造成刺激。因此，最好避免讓有過敏的孩子與動物一起生活。另外，若讓太年幼的孩子與伴侶動物一起相處，也可能會有被攻擊的危險。

好好處理尿布疹

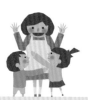

案例 CASE

　　今天一早起床幫孩子換尿布時，夏恩嚇了一大跳。孩子不知何時排泄了，尿布上的排泄物已變得乾硬，且孩子的屁股整個都紅起來，還出疹子。半夜難道是因為這樣才哭的嗎？夏恩十分後悔，昨天半夜很睏，以為孩子是亂鬧不想睡，給了奶嘴就把孩子哄睡而沒有檢查尿布，應該要檢查一下尿布的。趕緊幫孩子洗乾淨，抹上起疹子專用的乳霜，然而發紅的狀況沒有改善。

　　比較快戒掉尿布的孩子大概是十八個月大左右，比較慢戒掉尿布的孩子也有包到四十八個月的。包著尿布圓圓胖胖的屁股，真的很可愛。但是包尿布的孩子很難避免的狀況，就是尿布疹。

　　剛出生的孩子，皮膚的酸鹼值大約在中性的 pH7，相較於皮膚酸鹼值為弱酸性的成人，細菌與病毒更容易入侵。包上尿布後，受到大小便中所含的氨及其他成分刺激，皮膚的酸鹼值改變為 pH8 鹼性，更容易因外部刺激而變得脆弱。大小便若長久放置不處理，皮膚很容易受傷，因此要特別注意尿布。尿布會刺激孩子脆弱的皮膚，且溼氣會讓皮膚紅腫，出現疹子。

　　預防出疹子的最好方法，就是常換尿布。若疹子的狀況嚴重，也可以不要穿尿布，在床上鋪防水巾。

　　不要使用含有刺激性防腐劑、添加物的溼紙巾來擦屁股。雖然最近市面上有許多嬰幼兒專用，不含刺激性物質的溼紙巾，然而溼紙巾大部分都有經過防腐處理。為了防止發霉，必須經過防腐處理。

　　有些人會在每次小便完後用溼紙巾替孩子擦拭，其實用尿布乾燥的部分，輕拍吸水的方式來擦拭就可以了。只有當孩子小便量多，尿布無法完全吸收尿液，屁股明顯沾溼時，再用水稍微擦一擦。孩子大便時，盡量只用水沖洗就好。常常用肥皂清洗，反而可能會刺激皮膚。

　　幫孩子洗屁股的手要用肥皂洗乾淨，但孩子的屁股，每天洗澡時用弱酸性的泡沫沐浴乳洗一次就可以了。不要忘了，在清洗過後要充分地保溼。

　　當出疹子的情況持續存在時，盡可能用溫水清洗，再用毛巾或手帕輕拍擦拭，不要來回搓揉，再充分抹上保溼或是起疹子專用的乳霜。市售的疹子專用乳霜，不含類固醇，不需要醫生處方即可使用。

　　爽身粉可能會與軟膏或小便黏在一起，反而不好。某些爽身粉被檢驗出含有致癌成分，最好不要使用。可以暫時把孩子的尿布脫掉，幫助透氣、通風。只要好好遵守前面所提到的守則，大部分只要一到兩天，情況就會好轉。

　　鋅有助於抗發炎、再生。此外，還可抑制皮膚細菌繁殖，幫助迅速緩和皮膚皺褶處受到刺激的皮膚。當有尿布疹時，防止大小便滲透進皮膚是最重要的，請使用能有效保護皮膚，在皮膚表面形成薄薄一層保護膜，阻擋外來刺激的產品。

　　不只可以用在尿布疹，孩子手肘內側、膝蓋後側這類皺褶處也可以抹。孩子還要穿尿布的時候當尿布疹乳霜使用，等孩子大一點，可以用在手肘內側、膝蓋後側這類皺褶處的疹子，或是夏季的汗疹。

　　如果在使用了許多方法後，情況還是沒有好轉跡象，則要思考是不是感染了黴菌，或是有其他的因素。請去醫院看診確認原因，拿到醫生處方後好好擦藥。

布尿布

　　有些父母十分執著於布尿布，因為聽說布尿布比較不容易造成尿布疹。從環境汙染的層面來看，使用布尿布確實可以減少垃圾量，然而從起疹子的角度來看，布尿布並不一定是有幫助的。如果可以常常替換保持乾爽的話，布尿布確實可以減少起尿布疹的機率。然而布尿布，往往為了防止大小便滲出，在外層使用了防水布，並不通風。此

外，若孩子只尿了一點點，布尿布不容易看出來孩子到底有沒有小便。

　　若孩子小便後的尿布長久沒有換，現今的紙尿布吸水力強，尿液可以充分吸收，然而若使用布尿布，尿液吸收程度有限，會刺激皮膚，反而可能使尿布疹更嚴重。

　　因此，有許多父母會選擇折衷方案，在方便常常更換尿布的白天使用布尿布，外出或是晚上睡覺時則使用紙尿布。

　　若孩子尿布疹情況嚴重，好像很痛的話，換尿布時要更加小心注意，也可以短時間地使用布尿布。不過，要特別注意一下布尿布的清潔。

選擇不易過敏的 衣服

案例 CASE

　　鎮赫一直感到很疑惑，明明買衣服時用手摸過，覺得質料柔軟才買的，但幫孩子穿上後，孩子卻覺得又刺又癢不舒服。平常孩子的皮膚也沒有粗糙不平，醫院也說孩子不是異位性皮膚炎，但孩子的皮膚為什麼這麼敏感呢？孩子小的時候大多買沒有染色的有機棉衣服，但隨著孩子漸漸長大，不能只讓他一年到頭都穿沒有花樣像內衣一樣的棉質衣服。想替孩子穿上漂亮的衣服，在挑選時也盡量選擇柔軟材質，但有時孩子的皮膚就會發紅、發癢，有時候又沒有問題，讓鎮赫對於原因毫無頭緒。

　　鼻子與嘴巴，是外部的物質進入體內的代表性通道。

用鼻子呼吸時，吸入的不只是空氣，還有細懸浮微粒、沙塵，所以在空氣品質不好時，一定要戴口罩。然而若用嘴巴呼吸，則會讓更多樣的物質進入體內。除此之外，從嘴巴進入的水、食物、藥物……等等，會被腸胃所吸收，並擴散至全身。除此之外，不要忘了身體的另一個通道，正是皮膚。藥會透過皮膚滲入體內，因此塗抹型的類固醇、肌肉痛時貼的痠痛貼布才會有效果。

大家一整天都會穿著衣服，一直與皮膚接觸，就很容易造成刺激。若穿著沾滿化學藥品的衣服，那些藥品就會透過皮膚進入體內，所以有相當多的案例，是因為衣服使異位性皮膚炎惡化。

衣服的物理性刺激

我的皮膚對衣服也算是比較敏感。對別人來說沒有問題的衣服，我穿起來就會刺痛不舒服，甚至會無法忍耐。以前會在網路上只看衣服樣式就購買，買來後往往又退貨。現在即使麻煩，我也一定會去賣場試穿後再買。粗糙、較硬的材質、很緊的衣服，會直接刺激皮膚，可能造成皮膚受傷。衣服請盡量選擇材質柔軟，方便活動且透氣的來穿。

要避免只穿一件太厚的衣服。太厚的衣服本身就可能對皮膚造成刺激，毛衣類的衣服容易產生靜電。若只穿著一件很厚重的衣服，進到溫暖的地方可能會流汗。汗也可能會使異位性皮膚炎惡化。因此，在天氣寒冷時，不要穿

太厚重的衣服，而是多穿幾件輕薄的衣服。可穿可脫，容易調節溫度，對皮膚的刺激也比較少。

此外，也要注意衣服上的標籤。腰側等部位的標籤都要剪掉。褲子內側的標籤，因為隔著內褲或是尿布，父母多半會認為沒有直接接觸皮膚就疏忽了，但是在移動時，還是多少會與皮膚接觸、摩擦。我曾經因為脖子後方的標籤太刺激皮膚，強硬地把它撕下使得衣服留下了洞。可以準備小剪刀，將縫住標籤的線剪斷就可以了。

最好也要特別注意鈕扣或是拉鍊。上衣的鈕扣大多是用線固定的，比較不會造成刺激。但是褲子的鈕扣通常是用金屬牢牢固定，容易對皮膚造成刺激，且對金屬過敏的案例很常見，常常在肚臍周圍出現接觸性皮膚炎。輕量外套或羽絨外套上的拉鍊，也多半是金屬材質。因為冷而將拉鍊拉到頂端，就可能會接觸到下巴，造成刺激。雖然大部分的外套都有用內層布料隔開拉鍊，但若是沒有的話，建議可以自己加一層布阻擋。

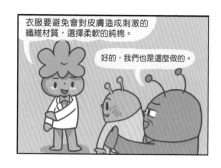

衣服的化學性刺激

　　現在市面上有很多合成纖維製成的衣服。標榜棉製的衣服中，混合合成纖維的也比百分之百純棉的多。新買的衣服可能殘留化學染料或是纖維殘渣。要讓織物柔軟、好看且沒有太多縐褶，需要經過很多加工過程，還會將衣物染色。這並不代表，如果是白色衣服就不用擔心。越亮白的衣服，越可能加入了螢光增白劑。應該很多人都有過，穿著白襯衫到了黑暗的地方，衣服閃閃發亮的經驗。這類的化學成分，可能會對孩子的身體造成刺激。

　　比起新衣服，給孩子穿哥哥姊姊或鄰居穿過的二手衣更好。尤其是新生兒的內衣、包巾更是如此。經過多次清洗的二手衣物，化學藥品都已去除，可以放心地替孩子穿上。若要買衣服，選擇掛在衣架上陳列的，比包裝起來的更好。購買後不要馬上穿，先掛在通風的陽台上幾天，讓化學藥品揮發後再給孩子穿。新衣服一定要洗過或燙過一次再穿。

洗衣服

　　洗衣服的方法很重要。若沒有充分地沖洗乾淨，殘留的洗衣劑可能會讓異位性皮膚炎惡化。請將清水洗淨功能調整到最強，讓洗衣劑不會殘留在衣服。有些案例中，皮膚狀況突然變差，發現是因為換了洗衣劑，所以選擇洗衣劑也要慎重。最好避免標榜可以像漂白水一樣讓衣服變很

白、或是讓衣服顏色更鮮明的洗衣劑。若是衣服太髒而使用了漂白水，一定要用清水充分洗淨後，再滾水燙過。

洗衣服時的水溫也很重要。前面有提過，塵蟎是誘發過敏的原因之一。當然，用滾水燙過是最好，但衣服或寢具沒辦法每次都這麼做。選擇高溫來洗衣也可以達到效果，水溫請盡可能調整在攝氏六十度以上。也可以使用蒸氣洗衣機或是蒸氣乾洗機。

衣物柔軟精可以讓衣服變柔軟、減少縐紋、防止靜電、讓衣服顏色更鮮豔，還有好聞的香味。漸漸地，衣物柔軟精變成洗衣服的必需品。然而若要讓衣物柔軟精發揮作用，在洗衣的最後加入，會洗不乾淨並殘留在衣物上。因此，偶爾有些孩子的皮膚會受到刺激，出現過敏的現象。若衣服靜電嚴重，要使用柔軟精的話，可以使用替代品。像是加入將檸檬與醋混合發酵製成的檸檬醋，或是檸檬酸。

乾洗

沒辦法水洗的衣服，會交給洗衣店乾洗。然而乾洗所使用的有機溶劑，可能會對孩子的皮膚造成刺激。盡量不要讓孩子穿需要乾洗的衣服，有很多棉質的漂亮衣服，還可以簡單地水洗就好。但還是有為了特定場合所購買的洋裝、冬天裡穿的大衣。若不可避免必須乾洗，請把乾洗好的衣物拿掉塑膠套，掛在通風的地方。等到味道都散去後，再讓孩子穿，或是收進衣櫃。幫孩子穿時，最好在裡面穿上棉質的衣服，不要讓乾洗過的衣物直接接觸皮膚。

Chapter 9

壓力管理

有時候，不論多努力，
就是看不到與努力相符的成果。
不如就接受異位性皮膚炎，
心態放輕鬆，從容地去護理，
更希望媽媽們也不要有罪惡感，
只要持續地護理，讓症狀不惡化就夠了。

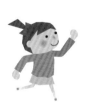

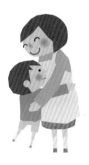

熱愛乳製品的小孩，該給他食用嗎？

　　我最小的孩子，對配方奶粉過敏，所以換成了低致敏的 HA 配方奶粉。當我稍微放下心來的時候，孩子異位性皮膚炎症狀又再次變嚴重。每個晚上都在抓癢，皮膚也逐漸變得粗糙。我思考到底是什麼原因造成，突然想到了優格與牛奶。孩子滿周歲後，雖然停了配方奶粉，但我打算讓孩子繼續喝母奶，就不太想給孩子吃乳製品。然而貪吃的老么，不顧媽媽的想法，開始吃起了乳製品。

　　我與老公會自己在家製作優格吃。將牛奶混入優酪乳，攪拌均勻後把它隔水放在熱水中發酵，就能做成美味的優格。

　　有一天，老么用手沾了我們吃完優格的碗裡剩下的優格，他的眼睛瞬間都亮了起來。從那天開始，只要看到優格，老么就會毫不遲疑地追過來要吃。當時只會喊爸爸、媽媽的老么，如果想吃優格，就會拉著大人到冰箱前，不停地對著大人說著聽不懂的話，喊著「優優～」，直到我們拿出優格給他。

又有一天，老二在吃麵包喝牛奶，老么跟過去吵著要吃，把老二手上的杯子一把搶了過來，想看看姊姊的杯子裡有什麼好吃的。這是老么第一次嘗到牛奶的味道，他的眼神又亮了起來。在這之後，他只要看到牛奶瓶，就會喊著「牛牛牛～」，吵著要喝牛奶。

我可是個專注治療異位性皮膚炎的醫生，自己的女兒卻持續患有異位性皮膚炎，不免讓我覺得有些丟臉。我對老公說，還是不要給老么吃乳製品比較好。沒想到老公卻用低沉的聲音說：「不讓孩子吃他喜歡的東西，會讓孩子很傷心。即使會偶爾抓癢，還是讓他吃他喜歡的東西比較好吧？」

在限制患有異位性皮膚炎孩子的飲食時，需要特別注意。因為孩子的飲食與成長息息相關。正處於成長期的孩子，若因為各種理由而限制飲食，可能會對成長帶來不好的影響。即使是直接造成異位性皮膚炎的原因，也要好好比較利與弊後，再決定是不是要限制攝取該種食物。即使我是一個醫生，當我心情急躁時，也沒有去考慮、理解孩子的心情。

最後，我們決定還是讓孩子吃他想吃的乳製品。偶爾有症狀時替他抹類固醇軟膏，搔癢症狀嚴重時餵他吃抗組織胺藥，同時持續進行殺菌、皮膚再生護理（雷射光照治療）來控制。

父母也要適時
為自己紓壓

　　育有異位性皮膚炎子女的父母，生活周遭充滿了各種資訊。「我已經這麼認真去了解，這麼努力了，為什麼還是不會好呢？」、「聽說異位性皮膚炎會持續到長大成人，我的孩子是不是也會這樣？」。

　　異位性皮膚炎，並不是做了什麼就會好的病。這是個時候到了就會好轉的病，所以要持續地護理，讓症狀不惡化。有時候，不論你有多努力，就是看不到與努力相符的成果。不如就接受異位性皮膚炎，心態放輕鬆，從容地去護理。

　　我希望媽媽們也不要有罪惡感。並不是因為在懷孕時、餵母乳時吃了什麼，或是孩子小的時候沒有好好護理，孩子才會出現異位性皮膚炎。

　　通常是孩子天生體質容易過敏，或是因為這個時代的生活環境所造成。異位性皮膚炎並不是父母的錯。

　　異位性皮膚炎護理是一件很累人的事情，光是常常注

意保溼就不容易。吃的、穿的，樣樣都不能疏忽。但即使都沒有疏忽的地方，症狀也不一定會很快就有明顯改變。看不到好轉的跡象，父母們很容易就會感到疲憊。

異位性皮膚炎治療，像是隨著孩子一起成長，必須持續性地進行護理。然而與其期待孩子的情況會明顯好轉，應該將重點放在改變孩子的生活，維持健康的生活習慣。媽媽健康，孩子才會健康。為了孩子，父母的心不能受傷。辛苦的時候，可以跟為了相同問題而困擾的父母們見個面，談談彼此的困擾。與人分享，意識到問題不是只有發生在自己身上時，心情可能會變得比較輕鬆。為了孩子，父母的壓力管理非常地重要。

不要太過相信個人的經驗

案例 CASE

　　慧智的孩子們，患有嚴重的異位性皮膚炎。連走在路上，路人都會說上一、兩句，雙方的父母、孩子朋友的媽媽、幼稚園的老師，大家都會給一些自己從其他地方得到關於異位性皮膚炎的資訊。聽人家說對異位性皮膚炎有效果的乳霜，她幾乎都用過，雖然沒有仔細算過，但至少也用過五十種以上了。營養補充劑也是一樣的情形。人家說好的醫院、韓醫院，也全都去了。不只是異位性皮膚炎，與免疫、過敏相關的書，只要看到就買回家讀。但是每本書說的都不一樣，真不知到底什麼才是對的。

我在讀異位性皮膚炎相關的論文與專門書籍時，突然好奇寫給一般人看的書裡，到底寫了什麼內容？所以我去圖書館，借了好幾本與異位性皮膚炎相關的書籍。令我感到意外的是，其中有許多是克服異位性皮膚炎的個人經驗。問題是，基於個人經驗的書籍內容，可以照單全收嗎？

醫學是依靠統計發展而來的。當出現特定疾病，就要觀察原因與病程。觀察無數患者的病程與恢復過程，再將這些轉換成數據。像這樣經過科學方法導出的統計，才是經認證可信賴的醫學資料。

例如，父母身高皆很高，因而孩子身高可能高於平均值，這種推論是可能的，因身高受遺傳影響。但若有父母出書宣稱孩子長得高是因為每天吃速食，像這種未經科學證實的個人經驗便不可信。

某本書裡，作者說「配方奶粉的甜味，是因為加了砂糖。所以他決定不讓自己的孩子喝配方奶粉」。然而其實配方奶粉的甜味並不是來自砂糖，而是母乳中也含有的乳糖。若直接沾配方奶粉吃，是會有一點點甜味，但若是照正確的方法，泡出來的配方奶其實味道平淡，甚至有一點點腥味。若這位作者是用母乳來取代配方奶，我會覺得很高興，幸好他選擇母乳。可惜的是，這位作者做了別的選擇。令我十分驚訝，這位作者選擇用充滿砂糖的梅子汁來取代配方奶，給未滿周歲的孩子喝。他的菜單裡甚至還有未滿周歲的孩子絕對不能吃的蜂蜜（因含有肉毒桿菌），以及加了醬油的嫩豆腐，非常不可思議。

錯誤的常識與未經證實的個人經驗療法，可能會威脅他人的健康。我們必須選擇基於醫學性常識的治療。

設法減輕
孩子的壓力

育有異位性皮膚炎孩子的父母，常常在學習。接收了許多來自周圍的資訊，往往會對孩子愈來愈嘮叨。大部分的嘮叨，都是跟食物有關。當孩子吃了會誘發過敏的食物，會先從皮膚狀態開始變差。然而食物過敏，並不是孩子做錯了什麼才出現的。不讓孩子吃，反而會讓孩子因吃不到造成的憂鬱而痛苦。有些父母還會責罵孩子，就是因為你吃了不該吃的東西才會這麼不舒服，讓孩子產生罪惡感。甚至有一些父母，會在與過敏毫無相關的預防注射時，對孩子說：「你吃太多餅乾了，所以才要打針。如果你再吃餅乾，就要再來打針」，用這種方式來嚇唬孩子。患有異位性皮膚炎的孩子，跟其他孩子一樣，眼前有餅乾就會想吃。

出門在外難以控制周圍的狀況，但至少在家裡，最好的方法是不要放這些食物。若是讓孩子看到其他人可以吃，卻不讓他吃，對孩子來說會是難以忍受的懲罰。

我患有過敏性皮膚疾病之一的皮膚劃紋症，每隔一陣子，只要一到晚上，搔癢症狀就會出現。我比任何人都清

楚，愈抓只會愈癢，但是卻無法不抓。睡覺時如果我一直抓癢，老公就會把我叫醒，要我趕緊去吃藥。連對症狀十分了解的我都沒辦法忍住不抓癢了，什麼都不知道的孩子，當然是忍不住了。聽到人家說不要再抓了，雖然可以稍微忍耐一下，但是意識會專注在搔癢感上，感覺更痛苦。罵孩子不要再抓癢，或是抓癢時就打孩子的手，不只對於症狀完全沒有幫助，還會讓孩子產生壓力。

可以在孩子覺得搔癢的部位擦上乳霜，嚴重時可以冰敷。抗組織胺藥在白天服用會有嗜睡的副作用，在晚上服用的話可以讓症狀減輕，睡得比較好。一般是在睡前搔癢症狀最為嚴重，如果孩子白天玩得很盡興、消耗很多體力，晚上就會因疲倦而來不及感覺到搔癢就睡著了。

對異位性皮膚炎患者來說，保溼非常重要。還不會走路的孩子，可以在每次換尿布時幫他擦保溼劑，已經會走路的孩子，會到處亂跑，擦保溼劑會變得比較不容易。擦上質地又溼又黏稠的乳霜，感覺一定不太好。父母可以先將乳霜擦在自己身上，接著拜託孩子幫自己擦乳霜。先讓孩子熟悉擦在父母身上的乳霜，接著再自然地引導孩子也擦在自己身上，不要強迫，孩子會漸漸習慣。尤其是狀況特別不好的部位，可以試著邀請孩子一起動作：「擦上乳霜，呼～吹一吹」讓孩子自己擦。

想消除異位性皮膚炎造成的壓力，幫他們按摩也是有效果的。大部分的孩子們都喜歡被溫柔地按摩身體，父母可以這樣試試看，不要讓孩子覺得是要抹乳霜，告訴孩子要幫他按摩，先在手上沾乳霜，輕柔地按摩孩子全身。

結語
致所有的父母

第一次穿上醫師袍的時候，我因為終於當上醫生而感到非常滿足。然而等到結婚有了三個小孩後，我才真正聽到來看病的患者心聲。當我成為了患有異位性皮膚炎孩子的媽媽，我才真正成為了能夠回顧過往經驗，理解並感同身受的醫生。

醫院的診療時間不超過十五分鐘。即使我有很多的話，想對育有罹患異位性皮膚炎子女的父母們說，在短短的診療時間內，我能說的有限。這本書裡包含了過去我在診療室裡無法全部說完的內容，還有我感到抱歉的心意。我想與所有的父母分享，身為三個孩子的媽媽而不是醫生，我在克服異位性皮膚炎過程中的所學、所感。不妨空出兩個小時，以一種接受診療的心情來讀這本書，我相信在未來照顧孩子上會有所幫助。

我一邊整理原稿，身為育有異位性皮膚炎子女的醫生媽媽，最後我想特別提醒大家，不要因為治療異位性皮膚炎，而忽略了孩子的心情。

　　父母們很辛苦，但最痛苦的人是我們的孩子。不能為了治療，就什麼事情都是治療優先。孩子要到處跑、玩耍才會快樂，吃想吃的東西才會幸福。絕對不可以阻擋孩子的幸福。父母與孩子溝通，民主地互相妥協的過程很重要。可以的話，請照孩子想要的方式對待他。與異位性皮膚炎搏鬥的這些時間，一樣是會流逝且不會再回來的珍貴時刻。不要忘記，異位性皮膚炎是父母與孩子要一起解決的長期任務，希望各位父母們也能特別注意壓力管理，從異位性皮膚炎而來的壓力中解脫。

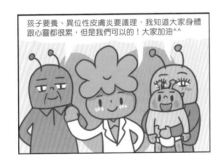

HealthTree 健康樹 健康樹系列 140

我是過敏專科醫生，也是過敏兒媽媽：
從醫療方案到居家照護，一位醫生媽媽的抗敏實踐

의사 엄마의 아토피 수업 : 내 아이를 괴롭히는 아토피에서 벗어나기

作　　　者	閔雅琳
譯　　　者	顏崇安
總 編 輯	何玉美
主　　　編	紀欣怡
責任編輯	李靜雯
封面設計	張天薪
版型設計	楊雅屏
內文排版	許貴華

出版發行	采實文化事業股份有限公司
行銷企畫	陳佩宜・黃于庭・馮羿勳・蔡雨庭・王意琇
業務發行	張世明・林踏欣・林坤蓉・王貞玉・張惠屏
國際版權	王俐雯・林冠妤
印務採購	曾玉霞
會計行政	王雅蕙・李韶婉
法律顧問	第一國際法律事務所　余淑杏律師
電子信箱	acme@acmebook.com.tw
采實官網	www.acmebook.com.tw
采實臉書	www.facebook.com/acmebook01

Ｉ Ｓ Ｂ Ｎ	978-986-507-111-0
定　　　價	330 元
初版一刷	2020 年 5 月
劃撥帳號	50148859
劃撥戶名	采實文化事業股份有限公司
	10457 台北市中山區南京東路二段 95 號 9 樓
	電話：（02）2511-9798　　傳真：（02）2571-3298

國家圖書館出版品預行編目資料

```
我是過敏專科醫生，也是過敏兒媽媽：從醫療
方案到居家照護，一位醫生媽媽的抗敏實踐
/ 閔雅琳著；顏崇安譯 . -- 初版 . -- 臺北市 : 采
實文化，2020.05
192 面；14.8× 21 公分 . -- ( 健康樹系列 ; 140)
ISBN 978-986-507-111-0( 平裝 )

1. 小兒科 2. 異位性皮膚炎

417.57                              109003180
```

의사 엄마의 아토피 수업 : 내 아이를 괴롭히는 아토피에서 벗어나기
Originally published in Korean language by Vega Books, Co.,
Seoul, Korea.
Copyright © 2018 by Vega Books, Co.
All rights reserved.
This Chinese(complex) edition is published by ACME Publishing
Co., Ltd.
under a license agreement arranged with Vega Books, Co.
through M. J. Agency, Taipei.

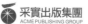
采實出版集團
ACME PUBLISHING GROUP

版權所有，未經同意不得重製、轉載、翻印

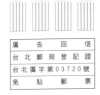

采實文化　采實文化事業有限公司

104台北市中山區南京東路二段95號9樓

采實文化讀者服務部　收

讀者服務專線：02-2511-9798

我是 也是

過敏專科醫生
過敏兒媽媽

의사 엄마의 아토피 수업 :
내 아이를 괴롭히는 아토피에서 벗어나기

閔雅琳———著
顏崇安———譯

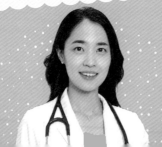

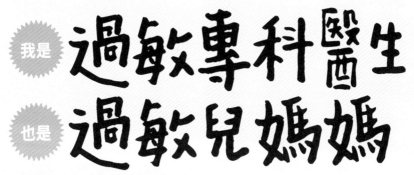

不紅、不癢、不乾裂，
跟著抗敏醫生媽媽一起
擺脫皮膚過敏！

健康樹系列
專用回函

Health tree
HealthTree
健康樹

我是過敏專科醫生，也是過敏兒媽媽：
從醫療方案到居家照護，一位醫生媽媽的抗敏實踐

讀者資料（本資料只供出版社內部建檔及寄送必要書訊使用）：

1. 姓名：
2. 性別：□男　□女
3. 出生年月日：民國　　　年　　　月　　　日（年齡：　　　歲）
4. 教育程度：□大學以上　□大學　□專科　□高中（職）　□國中　□國小以下（含國小）
5. 聯絡地址：
6. 聯絡電話：
7. 電子郵件信箱：
8. 是否願意收到出版物相關資料：□願意　□不願意

購書資訊：

1. 您在哪裡購買本書？□金石堂（含金石堂網路書店）　□誠品　□何嘉仁　□博客來
   □墊腳石　□其他：＿＿＿＿＿＿＿＿＿＿＿＿＿＿＿＿（請寫書店名稱）
2. 購買本書日期是？＿＿＿＿＿年＿＿＿＿月＿＿＿＿日
3. 您從哪裡得到這本書的相關訊息？□報紙廣告　□雜誌　□電視　□廣播　□親朋好友告知
   □逛書店看到　□別人送的　□網路上看到
4. 什麼原因讓你購買本書？□喜歡料理　□注重健康　□被書名吸引才買的　□封面吸引人
   □內容好，想買回去做做看　□其他：＿＿＿＿＿＿＿＿＿＿＿＿＿＿＿（請寫原因）
5. 看過Item以後，您覺得本書的內容：□很好　□普通　□差強人意　□應再加強　□不夠充實
   □很差　□令人失望
6. 對這本書的整體包裝設計，您覺得：□都很好　□封面吸引人，但內頁編排有待加強
   □封面不夠吸引人，內頁編排很棒　□封面和內頁編排都有待加強　□封面和內頁編排都很差

寫下您對本書及出版社的建議：

1. 您最喜歡本書的特點：□圖片精美　□實用簡單　□包裝設計　□內容充實
2. 關於過敏、健康的訊息，您還想知道的有哪些？
   ＿＿
   ＿＿

3. 您對書中所傳達的內容，有沒有不清楚的地方？
   ＿＿
   ＿＿

4. 未來，您還希望我們出版哪一方面的書籍？
   ＿＿
   ＿＿